무릎이
아파요

일러두기

1. 주석(○)은 각주 처리했습니다.
2. 책의 제목은 《 》로 표시하고, 신문·잡지·논문 등의 제목은 〈 〉로 표시했습니다.
3. 정확한 의미 전달을 위해 필요한 경우 영어를 병기했습니다.
4. 흔히 쓰이는 보건의료 분야의 용어들 일부에서는 띄어쓰기 원칙을 엄격하게 적용하지 않았습니다.

어떤 때 수술하고 어떻게 운동할까?

무릎이
아파요

김진구 지음

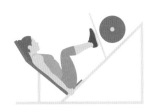

골든타임

내가 내 몸의
명의가 되자

무릎관절 질환을 진료하는 내 외래 시간은 언제나 아수라장이다. 진료실 서너 개를 개방하면 환자들이 방마다 들어가서 전공의 또는 펠로들과 진료상담을 시작한다. 나는 방들을 통하는 뒤쪽 통로를 부지런히 다니며 그동안의 상담 내용과 엑스레이, MRI 등의 영상을 빠르게 파악한 뒤 환자들을 만난다.

마음 같아서는 환자 한 분 한 분의 이야기를 시간을 가지고 여유 있게 경청해드리고 싶다. 그래서 내가 해드릴 수 있는 조언, 도움이 되는 운동법, 생활습관을 개선하기 위해 노력해야 하는 다양하고 구체적인 세부 사항들을 직접 챙겨드리고 싶다. 수술이 결정된 환자분들에게는 자세한 수술의 원리와 실제 경과,

그리고 예상되는 결과 등을 상세히 설명해드리고 싶다.

만약에 환자를 하루에 스무 명만 본다면 그렇게 진료를 볼 수도 있을 것 같다. 그러나 내가 접하는 현실은 어떤가. 6개월 이상 진료대기 상태에 있는 예약환자들이 밀려 있고, 하루라도 그 예약 시기를 앞당기려면 적정 인원보다 서너 배는 많은 환자를 매번 봐야 한다. 그래서 외래 진료는 항상 숨이 턱 막히는 곳이기도 하고, 환자들의 수많은 눈물과 괴로움이 있는 공간이기도 하다. 무심한 일상으로 넘기기에는 언제나 긴장할 수밖에 없는 곳이기도 하다.

문제는 늘 비슷비슷한 케이스의 환자들을 보다 보니, 내가 아무리 긴장하려 해도 자꾸 진료상담에 성의가 없어지는 것 같다는 점이다. 짧은 한두 마디로 간단한 조언을 하고 수술 여부를 결정하고서 곧 자리를 뜨는 1분 진료를 피할 수 없다. 이러한 구조는 환자와 의사 모두에게 불행한 일이기에 이 문제를 극복하고자 오랜 기간 노력해왔다. 물론 구조적 문제를 해결하지 않고서는 해소될 수 없는 과잉진료와 환자쏠림 현상이지만, 짧은 진료시간 동안 만나는 환자들 모두는 오래된 사연이 있는 소중한 이들이기에, 내가 가진 모든 것들을 드릴 수 있도록 최선을 다하고 싶었다.

나는 먼저 우리 팀 의료진이 모두 함께 외래진료를 보는 시스템을 만들었다. 전공의, 전임의, 전담간호사, 의무기록사 등

가용한 모든 의료진이 다양한 층위로 환자들에게 다가가 내가 다 응대하지 못하는 설명과 상담을 대신할 수 있는 외래 체계를 만들었다. 또한 이 의료진들을 통한 대면 진료로도 다 해소하기 힘든 각종 의학정보를 모아서 19종에 달하는 설명 책자를 만들고, 여건이 되는 대로 영상을 제작하여 환자의 눈높이에 우리의 눈을 마주하며 최대한의 설명을 하고자 했다. 결국 우리 팀이 이러한 진료 시스템을 만드는 것은 '어떻게 우리 열정을 구조로 만들까?(How to organize our passion?)'에 대한 도전이었다.

이 책《무릎이 아파요》역시 이러한 도전의 일환으로 세상에 나왔다. 내가 환자들을 만나 해드리고 싶은 이야기를 진료실에서 말하는 형태로 쓰고자 했다. 바쁜 일과 중에 책을 쓰기가 엄두가 나지 않았는데, 원치는 않았지만 코로나19 덕분에 생긴 자가격리 기간 덕분에 병원 근처 오피스텔을 빌려 2주간의 '집필 휴가'를 얻을 수 있었다.

이 작업이 책이 될 수 있도록 도와주신 이왕준 이사장님, 청년의사 박재영 편집주간 및 편집팀에 감사를 드린다. 혼자서는 다 엮을 수 없는 우리의 진료 내용을 각종 사진과 그림, 표로 정리해준 정혜윤 전담간호사, 노동영 및 고봉성 전임의, 이정욱 명지병원 스포츠의학센터 팀장 등에게도 진심 어린 감사를 드린다. 마지막으로 항상 분주하게 지내며 매일 피곤한 모습만을 보여주는 내가 이 일을 마무리 지을 수 있도록 언제나 힘과 영감을 주는 가족—아내 지은과 두 아들 준석, 준모에게 감사를 드린다.

　아무쪼록 이 책이 '내 몸의 주치의는 바로 나 자신'이라는 관절염 관리의 시작을 이해하는 데 도움이 되기를 바란다.

2020년 가을

김진구

| Contents |

30대 무릎이 아파요
| 앞무릎통증증후군

40대 무릎이 아파요
| 반월상연골 파열: 횡파열 & 부착부 파열

50대 무릎이 아파요
| 관절연골 손상

60대 이후 무릎이 아파요
| 퇴행성 관절염

관절염 치료, 운동이 약이다

Epilogue

Chapter 1

무릎관절
이해하기

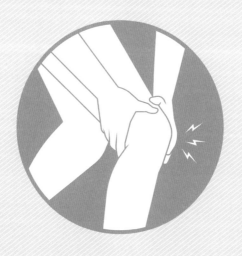

무릎관절은 3개의 뼈, 4개의 주요 인대, 2개의 반월상연골, 그리고 3개의 뼈를 둘러싸고 있는 관절연골로 구성된 복잡한 관절입니다. 정상적인 무릎관절은 평생을 0도에서 150도까지 구부리면서도 통증 없이 2억 보 이상의 걸음을 견딜 수 있는 구조로 되어 있습니다. 관절염을 이해하는 첫걸음은 무릎관절의 특수한 구조를 이해하는 것입니다.

서론

관절염을 극복하고 치료하는 주체는 의료진이 아니다. 의사는 어디까지나
조력자로서 도움을 주는 것에 불과하며, 환자 스스로가 주체가 되어
병을 이겨내기 위해 끊임없이 노력하는 자세가 무척 중요하다.

처음에 이 책의 집필을 권유받고 적잖이 난감했습니다. 그도
그럴 것이 이미 인터넷을 포함한 다양한 매체들에 각종 무릎 질
환의 원인, 증상, 치료법에 관한 많은 정보가 제공되어 있기 때
문입니다. 저 역시 전해드리고 싶은 이야기는 참 많은데, 단 한
권의 책에 정확한 의학적 정보와 운동 정보를 읽기 쉽게 담아낼
수 있을지가 고민이었습니다. '접근성, 정확성, 실용성'이라는 세
마리 토끼를 모두 잡는다는 것이 쉬운 일은 아니기 때문입니다.

사실 무릎관절에 대한 문제들을 살펴보면 아주 응급을 요하
는 사례는 드물고, 80~90%는 오랜 시간에 걸쳐 만성적인 통증

또는 질병으로 이어진 경우입니다. 그러므로 충분한 시간을 가지고 자신의 통증과 질병에 정확하게 접근하는 것이 필요합니다. 하지만 환자분들은 보통 무엇이 중요하고 중요하지 않은지, 어떤 것이 과대평가되어 있고 과소평가되어 있는지 등, 이러한 가치 판단의 기준이 명확하지 않은 상태에서 방대한 양의 정보를 접하게 됩니다. 그 때문에 많은 분들이 필요 이상으로 건강 염려증을 갖거나 판단의 오류를 가진 채 병원에 방문합니다.

이 책은 김진구라는 의사가 20년 동안 수많은 환자를 만나면서 무릎관절과 씨름해온 경험을 바탕으로 쓴, 무릎관절의 세계로 여러분을 초대하는 초대장입니다. 가능하면 환자들에게 질문받고 답변을 드렸던 경험들을 생생하게 담으려 노력했습니다. 또한 여러 의료지식 중에서 중요한 것과 중요하지 않은 것, 과장된 것과 그렇지 않은 것을 구별하고자 했습니다.

이 책을 통해 무릎관절의 세계로 들어오실 때 꼭 숙지하셔야 할 점이 세 가지 있습니다.

첫째, 만성질환인 관절염을 극복하고 치료하는 주체는 의료진이 아니라 여러분 자신임을 명심하셔야 합니다. 의사를 포함한 의료진과 의료기관들의 재량이 아무리 뛰어나다고 해도 어디까지나 조력자로서 도움을 드리는 것에 불과합니다. 따라서 짧은 진료시간 안에 의사가 환자 개개인의 인생을 완전히 바꾸기란 쉽지 않습니다. 결국 본인 스스로가 주체가 되어 병을 이겨내기 위해 생활습관 개선과 체중 관리 등을 하고, 여러 선택지가 주어질 때 자신에게 가장 적합한 결정을 내리는 등 끊임없이 노력하는 자세가 무척 중요합니다. 이 책 곳곳에는 치료의 주체로서 자신의 관절염에 어떻게 접근하고 대처해야 하는지에 관한 이야기들이 있습니다.

둘째, 만성질환을 다룰 때는 호흡을 길게 하고 장기적인 계획을 세워야 합니다. 100세 시대 또는 장수 시대가 도래한 지금, 행복한 노년기를 보내기 위해서는 미리미리 병에 대한 지식과 원인, 앞으로의 대처법들을 알고 대비해야 합니다. 무릎관절에 발생하는 부상이나 질병은 매우 많고 다양합니다. 어린 나이부터 젊은 나이, 중년과 노년 나이에 각각 흔한 질병들이 만성질환인 관절염과 어떻게 관련되어 있으며, 평소 어떻게 관리해야 하는지를 알면 많은 도움이 될 것입니다. 이 책은 10대부터 60대 이후까지 연령별로 특징적인 증상을 소개하고, 이러한 증상을 일으키는 질환에 관해 알아본 후 그 대처법을 소개하고 있습니다. 각 연령대의 주요 질환을 방치하거나 잘못 대처할 때 어떻게 관절염으로 악화할 수 있는지, 어떻게 대처하는 것이 현명한지 등을 다뤘다는 점에서 이 책의 모든 주제는 관절염에 초점이 맞춰져 있습니다. 물론 연령별로 구분한 질환들이 꼭 그 나이에만 오는 것은 아닙니다. 해당 연령대에서 많이 관찰되지만 어느 나이에도 올 수 있는 흔한 질환들을 누구나 쉽게 이해할 수 있도록 구분한 것입니다. 이를 통해 비교적 젊은 나이에 시작될 수 있는 질환들과 중년 또는 노년의 나이에 주로 발견되는 병들을 구분하는 데 도움이 될 것입니다.

마지막으로 강조하고 싶은 것은 '올바른 의사 이용법'입니다. 관절 수술, 연골 수술, 줄기세포치료, 인공관절 수술 등 각 분야의 특정 의사들에 쏠림 현상이 일어나는 것은 좋지 않습니다. 제가 진료실에서 오랫동안 겪고 있는 현상이며 솔직한 고백이기도 합니다. 예약 후 6개월을 기다려 1분 진료를 받고, 수술을 받기 위해 또다시 6개월을 기다리는 중에 오히려 무릎 상태를 악화시키는 문제들이 방치될 수 있습니다. 의사들도 짧은 진료시간이라는 어려운 여건 속에서 개별 환자들의 세세한 이야기를 다 듣고 맞춤형 진료를 하는 데 한계가 있을 수밖에 없습니다. 그러므로 내 몸을 잘 알고, 충분한 시간을 가지고 많은 이야기를 들어줄 수 있으며, 수시로 무릎 상태를 점검해주면서 만성병을 관리하도록 도와주는 '내 몸에 맞는 주치의'를 꼭 만나시길 바랍니다.

살아오면서 들인 버릇, 즉 '습관'이라는 건 참으로 바꾸기 어렵습니다. 그런데 만성질환은 대부분 생활습관병입니다. 생활습관은 무척이나 광범위해서 이 병의 요인 역시 다양할 수밖에 없습니다. 체중과 자세를 예로 들어보겠습니다. 체중은 시간 부족과 낮은 동기 부여로 인한 운동 부족, 그리고 영양 공급의 불균형으로 인해 감량은커녕 유지조차 쉽지 않습니다. 자세도 마찬가지입니다. 편히 쉬는 자세부터 TV를 보는 자세, 쪼그려 앉는 자세, 양반다리 등과 같이 무릎에 무리를 주는 좌식 생활에 익숙해지면 이를 바꾸기 쉽지 않습니다. 생활습관을 바꾸는 것이 힘든 만큼 생활습관병도 극복하기 힘듭니다. 저도 이 사실을 잘 알고 있기에, 생활습관병이라는 고난을 이겨내기 위한 마음가짐을 앞서 언급한 세 가지 유의 사항을 통해 재차 강조하자면 다음과 같습니다.

내가 내 몸의 주인이 되어, 충분한 시간과 좋은 계획을 갖고, 내 몸을 잘 아는 주치의와 함께 만성질환에 올바르게 접근하자. 그것이 결국 내 인생을 바꿀 것이다.

이 책은 주체적으로 내 병과 내 몸과 내 인생의 주인이 되기 위한 입문서라고 생각하시면 될 것 같습니다. 기본적인 가이드라인을 지키며 앞서 강조한 세 가지를 잘 실천해나가신다면 이 책의 목표는 달성된 것입니다.

아무쪼록 급속도로 다가오는 100세 시대, 무릎을 잘 관리하고 나를 사랑하면서 삶의 질을 높이시길 바랍니다. 양적인 성장은 이미 많이 이루어져 있습니다. 이제는 질적인 성장이 필요한 때입니다.

무릎관절의
구조와 기능

누군가 신의 창조물 중에서 가장 아름다운 역작이 무엇이냐고 묻는다면
단연코 관절연골이라고 대답할 것이다. 조금 망가졌더라도 관절연골을
살려서 아껴 쓰는 것이 관절염 치료에서 중요한 시작점이다.

무릎관절의 구조

무릎관절 질환을 이해하기 위해서는 먼저 정상적인 무릎관절의 구조에 대해 알아야 합니다. 우선 '뼈'와 '연부조직'이라는 것을 통해 무릎관절이 무엇으로 이루어져 있는지 알아보겠습니다. 우리들의 무릎관절은 굉장히 복잡한 구조로 이루어진 불안정한 관절입니다. 언뜻 보아도 대퇴골이라고 하는 위쪽의 뼈는 둥그렇게 생겼고, 경골이라고 하는 아래쪽 뼈는 평평하게 생겼습니다. 둥그런 뼈와 평평한 뼈가 만나 관절을 이루려고 하니

얼마나 불안정할까요?

무릎관절에는 대퇴골(넙다리뼈), 경골, 슬개골까지 총 3개의 뼈가 있습니다. 이 3개의 뼈가 전부 펴졌다가 완전히 구부려지기 위해서는 일반적으로 0도에서 150도까지의 운동 각도가 필요한데, 이러한 움직임이 3개의 뼈로만 일어나기는 공학적으로 쉽지 않습니다.

좀 더 쉬운 예시로 문이 열리고 닫히는 형식의 경첩을 생각해보면, 이런 단순한 구부림(굴곡-신전 운동)만으로는 0도에서 90도를 넘는 굴곡을 내기 어렵습니다. 좌우로 벌려지고(내반-외반 운동) 위아래가 회전하며 돌아가는 움직임(내회전-외회전 운동)이 있어

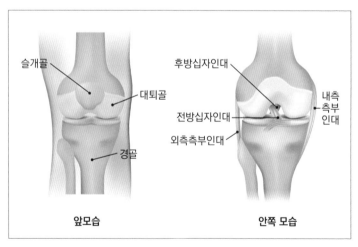

그림 1-1. 무릎관절을 이루는 3개의 뼈와 4개의 인대

야 0도부터 150도까지의 움직임이 생길 수 있지요. 이러한 굴곡-신전, 내반-외반, 내회전-외회전의 6가지 움직임의 자유도와 유연함이 무릎에 필요한데, 연골과 함께 이 중요한 기능을 수행하는 것이 4개의 인대입니다.

무릎관절의 연부조직으로는 4개의 인대와 2개의 연골이 있습니다. 먼저 4개의 인대는 전방십자인대, 후방십자인대, 내측측부인대, 외측측부인대를 말합니다. 전방십자인대와 후방십자인대는 무릎의 중앙에, 내측측부인대와 외측측부인대는 무릎의 바깥쪽에 각각 있습니다. 내반과 외반은 약 2~3mm 정도의 움직임을, 내회전과 외회전은 약 10도의 움직임을 허용하여 무릎관절의 '안정된 운동'이 가능하게끔 합니다. 즉, 4개의 인대는 무릎 움직임에 안정성을 제공하는 역할을 해줍니다.

이처럼 무릎관절에는 3개의 뼈와 4개의 인대, 그리고 뒤에서 소개할 2개의 연골이 있으며, 이들은 서로 복잡한 구조로 연결되어 있습니다. 따라서 인대 하나가 망가졌을 때 해부학적으로 완전히 복원시킨다는 것은 여러 가지 난제 중 하나입니다.

이 책에서는 뼈나 인대 등의 스포츠 손상이 아닌 관절염과 관련된 이야기를 하기 때문에, 이제부터 관절염과 밀접한 관련이 있는 2개의 연골, 즉 '반월상연골'과 '관절연골'에 대해 집중적으로 다뤄보도록 하겠습니다.

반월상연골이란 무엇인가?

무릎에는 2개의 연골이 있습니다. 바로 반월상연골(판)과 관절연골입니다. 둘 다 명칭이 '연골'이라 언뜻 비슷해 보이지만, 실제로는 다른 성분으로 이뤄진 다른 조직입니다. 영어로 반월상연골은 'meniscus'이고, 관절연골은 'cartilage'이어서 다른 조직임이 쉽게 구분되는데, 한국에서는 뼈가 아닌 부드러운 조직이라는 이유로 둘 다 '연골'이라는 이름이 붙어서 많은 분들이 혼동을 일으키곤 합니다.

먼저 반월상연골에 관해 살펴보겠습니다. 과연 반월상연골이라는 이름은 적절할까요? 사실 이 명칭은 부적절한 표현일 수 있습니다. 반달 모양으로 생겼다고 '반달연골'이라고도 불리지만, 실제 모양은 반달보다 '초승달'에 더 가깝기 때문입니다.

반월상연골은 무릎관절의 내측(안쪽)과 외측(바깥쪽)에 각각 하나씩, 총 2개가 있습니다. 내측반월상연골은 C자 모양, 외측반월상연골은 O자 모양으로 생겼으며, 반월상연골은 대퇴골(둥그런 뼈)과 경골(평평한 뼈)을 연결해주는 중요한 역할을 합니다. 이 연부조직은 불안정한 관절에 안정성을 주고, 매끄럽게 움직일 수 있도록 윤활 작용을 하며, 특히 체중을 지탱하고 충격을 흡수하는 역할을 해줍니다. 무릎관절 보호에 아주 중요한 역할을 하고 있는 것입니다. 이 기능이 상실되면 관절염이 발생하는 직접

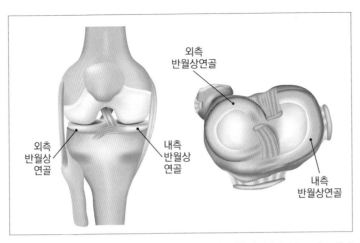

그림 1-2. 반월상연골의 위치(왼쪽)와 단면도(오른쪽). 외측반월상연골은 O자 모양이고 내측반월상연골은 C자 모양이다.

적인 원인이 될 수 있습니다.

불행하게도 과거에는 이 조직이 무척이나 중요하다는 사실을 잘 몰랐습니다. 워낙 잘 찢어지기도 하고, 가장자리에만 주로 통증을 느껴서 '그리 중요하지 않은 조직인데 관절에 걸리기만 하니 도려내 버리자'라는 생각으로 잘라내는 전절제술 등을 불과 3~40년 전까지만 해도 많이 시행했습니다. 그러나 이 조직에 관한 연구가 진행되면서 최근에는 '어떻게 하면 반월상연골의 기능을 오래 유지하는 치료를 할 수 있을까?'라는 질문이 관절염 치료의 시작으로 여겨질 정도로 주목받는 조직이 되었습니다.

그런데 만약 무릎관절의 정상 구조 중에서 가장 많은 손상을 입게 되는 반월상연골이 찢어지면 다시 꿰매서 붙일 수 있을까요? 사실 이게 문제입니다. 이 매끄럽고 말랑말랑한 조직의 혈액 순환은 가장자리 15% 정도까지만 되고, 그 안쪽으로는 혈액이 공급되지 않습니다. 이 때문에 안쪽이 찢어지거나 피판처럼 덩어리가 된 파열 등, 피가 통하지 않는 부위가 찢어지게 되면 봉합을 해도 붙지 않는 문제가 있습니다.

따라서 봉합 수술만이 능사가 아닙니다. 설령 찢어졌더라도 수술적 치료가 필요하지 않은 경우도 많고, 부분적 절제로 무릎 관절에 걸리는 부분만 잘 제거해주어도 좋은 결과를 얻을 수 있기도 하지요. 또 중요한 봉합 수술 이후에는 그 기능을 살리는 데 집중해야 하기도 합니다. 각각의 치료 방법에 대해서는 뒤에서 다시 말씀드리겠습니다.

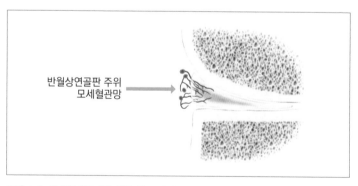

반월상연골판 주위
모세혈관망

그림 1-3. 반월상연골판의 혈류 분포 [출처: 대한슬관절학회. 《슬관절학 제1권》. 영창출판사. 2019. 371쪽.]

관절연골이란 무엇인가?

1. 관절연골의 복잡한 구조

두 번째 연골은 흔히 우리가 '도가니'라고도 부르는 관절연골입니다. 뼈의 표면을 둘러싸고 있으며, 한 번 망가지면 회복되지 않는 것으로 잘 알려진 바로 그 조직입니다.

이 관절연골이 망가져서 생기는 결정적인 질환이 '관절염'입니다. 사실 아직도 관절연골은 의학이 다 이해하지 못한 어려운 분야로 이 관절연골을 어떻게 재생할지, 다시 말해서 어떻게 치료할지가 몇십 년 동안 이어진 의학적 과제로 남아 있습니다. 만약 이 관절연골을 손쉽게 고칠 방법을 찾을 수 있다면 진시황의 불로초를 찾는 것도 가능하지 않을까, 하는 생각이 들 정도로 이는 굉장히 어려운 연구 과제입니다.

그렇다면 관절연골은 왜 그렇게 어려울까요? 그 답은 관절연골의 복잡한 구조와 구성에 있습니다. '관절연골의 구조(그림 1-4)'를 보면 맨 위의 표층은 연골세포가 옆으로 길게 누운 섬유아세포 모양으로, 콜라겐 함량이 높고 다당류 함량이 낮은 기질을 생성하며 연골 외부로 물질 이동이 되는 것을 차단하는 역할을 합니다. 연골의 면역저항성도 이 부분이 담당하는 것으로 보입니다. 또한 압축력과 인장력에 대한 저항력이 강하여 연골 내부로의 손상을 막아내는 역할을 합니다. 중간층에서 심층으로 갈수

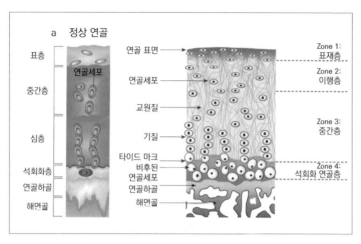

그림 1-4. 관절연골의 구조 [출처: 김진구. 《스포츠 의학: 무릎관절의 손상과 재활》. 영창출판사. 2015. 317쪽.]

록 연골세포가 수직으로 배열되는 특징을 보이며, 다당의 함유율이 높고 수분과 콜라겐의 농도는 낮아집니다.

　관절연골에는 콜라겐이 존재합니다. 인체의 어느 부분이든 부드러운 연부조직에는 콜라겐이 포함되어 있지요. 성상에 따라 그 콜라겐의 질이 천차만별입니다. 관절연골은 다른 뼈나 연부조직에 있는 1형 콜라겐과 다른 아주 특수한 콜라겐으로 이루어져 있는데, 이를 2형 콜라겐이라고 합니다. 1형 콜라겐에 비해 2형 콜라겐은 교차된 결합이 많고 여러 개의 나선형 구조로 연결되어 있어서 굉장히 '촘촘한' 것이 특징입니다. 촘촘한 구조로 되어 있는 덕분에 굉장히 질기죠. 2형 콜라겐이 이렇게 질기지 않다면 관절연골이 오랫동안 별다른 손상 없이 유지되기란 어려울 것입니다.

인간은 평생을 살면서 평균 2억 보 정도를 걷는다고 합니다. 수없이 많은 걸음을 걸을 때 충격을 가장 많이 흡수해주면서도 불안정한 구조로 이루어진 곳이 바로 무릎관절입니다. 몸의 다른 주요 관절인 고관절과 발목관절은 비교적 안정적으로 유지되어 있고, 뼈의 모양이 그다지 복잡하지 않아요. 그래서 여러 퇴행성 변화가 일어날 확률이 무릎관절보다 크지 않고, 퇴행성 변화가 생겨도 그리 심하지 않습니다. 반면 무릎관절은 질긴 2형 콜라겐을 가지고 있음에도 불구하고 평생 너무도 많은 걸음을 걷고, 여러 자세에서 가해지는 각종 충격과 비틀림을 흡수하고 제어해야 합니다. 그 밖의 다양한 원인으로도 손상을 입게 되어 상대적으로 무릎관절에는 관절염이 많이 발생하는 것입니다.

관절연골의 또 다른 중요한 구조로 단백다당(proteoglycan)이 있습니다. 단백다당은 나뭇가지에서부터 나뭇잎이 자라는 형태와 비슷하게 생겼습니다. 이때 나뭇가지에 해당하는 것이 핵심단백질(core protein)이고, 나뭇잎에 해당하는 것이 글리코사미노글리칸(glycosaminoglycan)입니다. 대표적인 글리코사미노글리칸으로는 황산콘드로이틴(chondroitin sulfate), 황산더마탄(dermatan sulfate), 황산케라틴(keratin sulfate) 등이 있습니다. 이러한 글리코사미노글리칸이 연결단백질의 전기력에 의해 히알루론산

(hyaluronic acid)에 결합하여 아그레칸(aggrecan)이라는 거대한 분자를 형성하게 됩니다.

이 구조들의 이름을 보시면 평소에 많이 들어보셨거나 익숙한 이름이 보일 것입니다. 대표적으로 최근에 연골 영양과 재생에 좋다고 해서 많은 분들이 영양제로 드시는 글루코사민, 관절주사로 맞으시는 히알루론산이 있습니다. 이 성분들은 기질 안에서 히알루론산을 중심으로 마치 나뭇가지처럼 퍼져 나가고 있으며 글루코사민, 콘드로이틴 등이 나뭇잎 모양으로 조밀하게 분포하고 있습니다. 이들은 음이온을 띠고 있어서 물이 들어

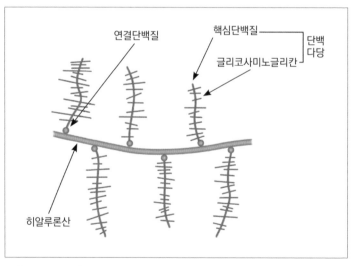

그림 1-5. 아그레칸의 구조 [출처: 대한슬관절학회. 《슬관절학 제1권》. 영창출판사. 2019. 288쪽.]

오면 양이온과 전기적으로 결합하게 됩니다. 그래서 우리가 걸을 때 관절에 체중이 실리면 물이 빠져나갔다가 체중이 실리지 않게 되면 다시 전기적 힘으로 물을 끌어들여 부풀어지는, 마치 스펀지 같은 역할을 하게 되지요. 이처럼 스펀지같이 '낭창낭창'하면서도 물을 쉽게 흡수하는 특성 덕분에 관절연골은 항상성을 굉장히 효율적으로 유지할 수 있습니다.

2. 관절연골의 특성

정말 신기한 점은 관절연골이 스펀지와 같은 특성을 가졌으면서도 강도가 높고 매우 미끄러운 특성이 있다는 점입니다. 일반적으로 '미끄럽다'고 하면 얼음을 쉽게 떠올리곤 하죠. 가장 미끄러울 때는 얼음 위에서 얼음이 미끄러질 때일 겁니다. 관절연골은 얼음 위에서 얼음이 미끄러지는 것보다 10배나 더 미끄러운 구조로 되어 있습니다. 이렇게 손에 잘 잡히지 않을 정도로 미끄러우면서도 강도가 높고, 체중이 실리면 스펀지처럼 물이 쭉 빠져나갔다가 다시 들어오는 구조인 관절연골을 의학의 힘으로 새롭게 만들기는커녕, 어떻게 이처럼 튼튼한지 이해하는 데에도 상당한 시간이 걸렸습니다.

누군가 신의 창조물 중에서 가장 아름다운 역작이 무엇이냐고 묻는다면 저는 단연코 관절연골이라고 대답할 것입니다. 따라서 조금 망가진 연골이라고 해서 다 없애버리고 줄기세포나 조직공학의 첨단 의학으로 새롭게 만들어 넣는 것이 얼마나 어려운 일인지, 이 연구의 발전 속도가 실제로도 얼마나 더딘지 이해하실 겁니다. 이런 귀한 조직이 망가지면서 생기는 관절염을 관리하고 치료하고자 할 때 가장 중요한 것은 무엇일까요? 바로 조금 망가졌더라도 자기 관절연골을 살리고 아껴 쓰는 것이 관절염 치료에서 가장 중요하다는 사실을 이해하는 것입니다.

사실 그동안 관절연골은 한 번 망가지면 자연치유가 거의 일어나지 않는다고 알려졌습니다. 반면, 최근 연구를 통해 속속히

물체	μs	μk
콘크리트 위의 고무	1.0	0.8
강철 위의 강철	0.74	0.57
강철 위의 알루미늄	0.64	0.47
유리 위의 유리	0.94	0.4
나무 위의 나무	0.25~0.5	0.2
젖은 눈 위의 왁스 칠이 된 나무	0.14	0.1
마른 눈 위의 왁스 칠이 된 나무	–	0.04
금속 위의 금속(윤활유 칠함)	0.15	0.06
테플론 위의 테플론	0.04	0.04
얼음 위의 얼음	0.1	0.03
인체의 관절	0.01	0.003

표 1-1. 마찰계수 비교표. 미끄러운 정도를 뜻하는 마찰계수 수치가 낮을수록 더 미끄럽다.

밝혀지는 바에 의하면 관절연골에는 어지간한 손상은 스스로 치유할 수 있는 성분이 있다고 합니다. 그런 핵심 성분 중 하나가 '연골세포'입니다. 하지만 제아무리 손상된 연골을 치유할 수 있는 연골세포라고 해도, 콜라겐 구조 자체가 망가지는 것처럼 손상 정도가 3기 이상으로 심할 때는 어떨까요? 아무래도 그 구조를 다시 복원할 수 있을 정도로 강한 복원력과 치유력은 없는 것이 현실입니다.

그렇다면 손상 정도가 심하면 치료를 포기하고 단념해야 할까요? 그건 아닙니다. 연골 바로 밑에 단단히 붙어 있어서 '연골하골'이라고 부르는 뼈가 있는데요, 연골을 재생할 수 있는 성분이 풍부한 연골하골은 굉장히 뛰어난 재생력을 가진 특수한 뼈입니다. 이 점 때문에 최근에는 손상 정도가 3기 이상이어서 연골세포에 의한 자가 치유를 기대하기 어려울 때 연골하골을 이용합니다. 손상 부위를 둘러싸고 있는 이 부분들을 긁어내서 뼈를 드러내고, 그곳에 구멍을 뚫어 혈액이 나오도록 유도하는 수술을 시행하는 것이지요. 이 구멍에서 나오는 혈액 안에는 재생 능력이 뛰어난 줄기세포가 풍부하게 함유되어 있어 손상된 연골을 치유하는 데 큰 도움이 됩니다. 이 수술은 작은 구멍을 뚫는다고 하여 '미세천공술'이라고 합니다. 연골 재생에 대한 이야기는 챕터 5에서 더 자세히 하겠습니다.

Chapter 2

10대~20대
무릎이 아파요

| 원판형 반월상연골 기형 |

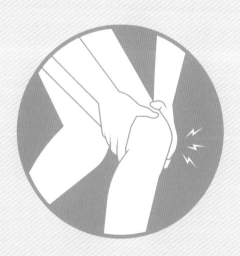

10~20대의 젊은 나이 때는 운동하다가 다치는 손상이 아니면 무릎 관련 질환이 많지 않으리라고 생각하기 쉽지만 의외로 흔히 발생하곤 합니다. 한국인들에게 특별히 많은 '원판형 반월상연골 기형(줄여서 원판형 연골 기형)'이라는 특수한 기형으로 인해 여러 문제가 나타나기 때문입니다. 물론 원판형 연골 기형이 이 연령층에서만 문제가 되는 질병은 아니지만 이렇게 어린 나이에도 발견되고 문제가 될 수 있으며 많은 한국인들이 가지고 있다는 점은 분명합니다. 따라서 '10대~20대 무릎이 아파요' 챕터에서는 이러한 문제들이 어떤 형태로 발생하며 어떤 치료가 필요한지 알아보겠습니다.

어린이
무릎 통증 사례

반월상연골은 무릎뼈 사이에서 체중과 충격을 완충하는
역할을 하는 연부조직으로, 이 반월상연골에서 선천적 기형이
발견되는 경우를 '원판형 반월상연골 기형'이라고 부른다.

진료실 이야기

12살 여자아이가 무릎이 갑자기 찢어질 듯이 아프다며 응급
실에 실려 왔습니다. 무릎관절이 제법 부어 있었고, 구부리지도
펴지도 못하는 등 꼼짝도 할 수 없다고 합니다. 조심스럽게 아
이의 무릎관절을 당기면서 펴보았더니 걸리는 느낌이 줄어들면
서 무릎이 펴졌습니다. 엑스레이를 촬영한 후 아이의 무릎관절
사진을 보니 외측 관절의 간격이 컸고 대퇴골 외과가 약간 평평
해진 변화가 있었습니다. 일단 무릎이 펴지고 통증이 줄어들었

으므로 당일에는 장하지 부목을 대고 귀가시켰으며, 이후 외래를 통해 정밀 검사를 시행했습니다.

'그림 2-1'은 MRI를 통해 무릎관절을 세로 단면으로 잘라봤을 때의 사진입니다. 왼쪽 사진이 정상적인 무릎관절의 모습이고, 오른쪽이 사례 속 아이의 무릎관절 모습입니다. 관절 중간의 검은색 삼각형 부분이 반월상연골인데, 정상이라면 왼쪽 사진처럼 화살표가 가리키는 반월상연골 부위의 검은색 삼각형이 잘 보여야 합니다. 그러나 오른쪽 사진을 보면 이 아이의 무릎에선 앞쪽 삼각형(초록색 화살표)이 거의 보이지 않고, 뒤쪽에 과도하게 커진 삼각형(파란색 화살표)이 보이는데, 이는 반월상연골이 과하게 커진 데다 앞쪽 반월상연골이 찢어져 뒤로 다 밀렸기 때문입니다. 또한 MRI 사진상으로 검은색을 띠어야 할 부분이 회색(오른쪽 그림, 파란색 화살표)으로 나타나는 점으로 미루어볼 때 정상보다 물컹거리는 변성이 일어났음을 알 수 있습니다.

아이와 같은 경우가 대표적인 '원판형 반월상연골 기형(이하 원판형 연골 기형)'의 사례입니다. 반월상연골은 반달 모양의 연부조직이라 하여 붙여진 이름입니다. 이름과는 달리 실제로는 초승달 모양으로 생겨야 정상이지만, 원판형 연골 기형은 모양이 보름달과 같이 둥근 형태를 보입니다. 정상적인 반월상연골보다 모양이 둥글고 두꺼운 데다 물컹물컹한 특성이 있어서 어떤 충격으로 인해 뒤로 밀리면서 찢어진 것이었습니다.

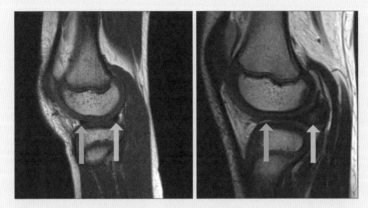

그림 2-1. 정상적인 무릎관절(왼쪽)과 환아의 무릎관절(오른쪽) 비교

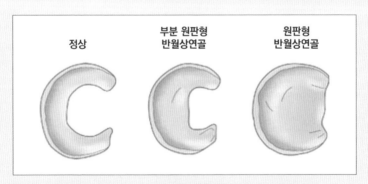

정상

부분 원판형
반월상연골

원판형
반월상연골

그림 2-2. 정상 반월상연골(왼쪽)과 비정상 반월상연골(가운데, 오른쪽) 비교

아이에게 통증이 시작된 시점으로 돌아가 발병 원인을 추적
해보니, 앉아서 TV를 보다가 벌떡 일어서는 찰나에 뜨끔한 느낌
이 있으면서 무릎이 펴지지 않았다고 합니다. 그래서 평소 아이
가 TV를 볼 때 주로 어떤 자세를 하는지 물어보자 무릎을 모으
고 무릎 아래에 위치한 다리뼈, 즉 경골을 바깥쪽으로 벌리는 자
세를 많이 한다고 했습니다. 이러한 자세는 무릎 바깥쪽을 압박
하여 외측반월상연골의 손상을 초래하는데, 특히 어린아이들이
TV를 보면서 많이 하는 자세라 하여 아예 TV 포지션(TV position)
이라고 부릅니다.

안타깝게도 이런 경우는 치료가 굉장히 어렵습니다. 나이가

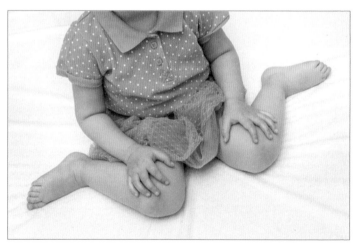

그림 2-3. TV 포지션을 한 모습

어려서 관절은 아주 작은 반면 원판형 연골 기형은 너무 커서 관절경을 이용해도 잘 보이지 않습니다. 하지만 앞으로 살아갈 날이 창창하기 때문에 어떻게 해서든 반월상연골의 기능을 살려주어야 했습니다.

결국 어리지만 너무 늦지 않게 수술을 해주기로 결정했습니다. 마취 후 외측 관절을 벌리고 작은 관절 내시경을 이용해 아이의 손상된 관절을 검사했습니다. 뒤로 밀려 있는 반월상연골을 다시 원위치로 밀어 넣고 앞쪽의 찢어진 부위를 꿰매는 수술인데 다행히 잘 봉합되었습니다. 이때 반월상연골을 그대로 밀

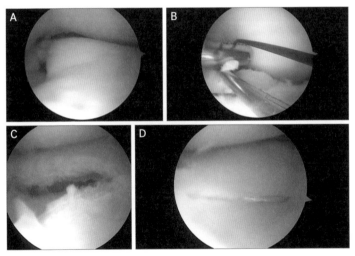

그림 2-4. 관절경 수술 장면. 밀려 나온 원판형 연골(A)의 찢어진 부분을 봉합(B)하고 제자리에 밀어 넣은 후(C) 원래 모양으로 다듬어준 모습(D)이다.

어 넣고 꿰매는 것이 아니라, 원판형 반월상연골의 물컹물컹한 가운데 부분을 파내고 다듬는 절제를 봉합과 함께 시행함으로써 정상 모양으로 만드는 '반월상연골성형술'을 동시에 시행했습니다.

수술은 성공적으로 진행되었고 아이는 6주간 목발을 짚고 보행하면서 서서히 회복했습니다. 수술 후 3개월이 되자 정상적인 생활을 할 수 있게 되었습니다. 수술 후 1년째 외래에 왔을 때는 무릎 통증이 전혀 없었고 정상적으로 체육 활동을 하고 친구들과도 잘 어울리는 등 학교생활에서 별다른 문제를 느끼지 못하고 있었습니다.

저는 보호자에게 아이의 학교생활에 어떤 제한을 둘 필요가 없음을 다시금 전달했으며, 단 원판형 연골 기형은 시간이 지나면서 콜라겐 이상으로 인해 볼륨이 감소할 수 있으므로 쪼그리는 자세를 피하고, 정기적인 병원 방문이 필요하다는 점을 말씀드렸습니다.

원판형 반월상연골 기형
연구와 치료법

원판형 반월상연골 기형을 가졌다고 해도 그 자체는 심각한 문제가
아니므로 미리 치료할 필요는 없다. 다만 이로 인해 어떤 문제가
발생했을 때는 빠르고 체계적인 접근이 필요하다.

앞서 설명한 것처럼 반월상연골은 이름처럼 반달 모양이 아
닌 초승달 모양처럼 생겼습니다. 반월상연골은 무릎 위쪽의 둥
근 뼈(대퇴골)와 아래쪽 평평한 뼈(경골) 사이의 공간에 위치하여
두 뼈 간의 마찰을 부드럽게 줄여주고 충격을 완충시키는 역할
을 하는 연부조직입니다. 이러한 반월상연골이 정상적인 초승
달 모양이 아닌 둥그런 원판 형태를 하고 있을 때 원판형 반월상
연골 기형, 줄여서 원판형 연골 기형이라고 부릅니다.

이러한 원판형 연골 기형은 왜 생기는 것일까요? 엄마 배 속
에서 막 무릎이 만들어질 무렵에는 뼈가 완전히 자라지 않았기

때문에 반월상연골도 둥그런 원판 모양으로 존재합니다. 그러다가 무릎뼈가 점차 자리를 잡으면 반월상연골도 그에 맞춰 초승달 모양으로 변하게 되지요. 그런데 원판형 연골 기형은 어떤 신호 이상에 의해 이런 분화 과정이 제대로 일어나지 않아서 결국 정상적인 초승달 모양이 되지 못한 것입니다.

문제는 원판형 연골 기형을 연구해보니 단지 반월상연골의 모양만 두껍고 큰 게 아니라는 점이었습니다. 연골을 구성하고 있는 콜라겐 자체가 얼기설기 엉성하게 얽혀 있고, 따라서 연골이 정상보다 약하고 물컹한 조직으로 이루어져 있었지요. 원판형 연골 기형은 태아의 뼈가 자리 잡는 과정에서 제대로 다져지지 않은 것뿐이기 때문에 총 콜라겐의 양은 정상 반월상연골과 거의 같지 않을까 추측합니다. 그런데 정상 반월상연골보다 모양이 두껍고 크다 보니 엉성한 콜라겐 배열을 가지게 되는 문제가 있었습니다.

또 다른 문제점도 발견되었습니다. 원판형 연골 기형이 정상적인 반월상연골보다 관절 안에서 많이 움직이게 된다는 점이었습니다. 일반적으로 반월상연골은 경골에 붙어 있으며, 이를 연결해주는 부분이 관상인대(coronary ligament)입니다. 하지만 원판형 연골 기형에서는 관상인대가 아주 느슨하거나(과 운동성), 아예 없는 경우(리스버스형)도 보고되고 있습니다. 이런 경우 앞 사례의 여자아이처럼 무릎을 구부리고 있다가 비틀거나 펴

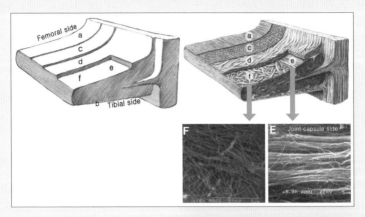

그림 2-5. 반월상연골의 구조. 원판형 반월상연골의 외측(E)에서는 정상적인 촘촘한 구조가 관찰되지만, 내측(F)에서는 엉성한 구조가 관찰된다. [출처: Cui JH, Min BH. "Collagenous Fibril Texture of the Discoid Lateral Meniscus". *Arthroscopy* 2007; 23(6):635~641.]

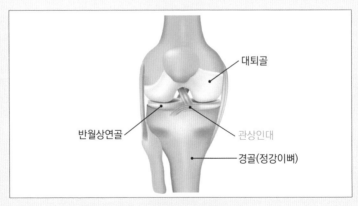

그림 2-6. 반월상연골과 경골을 연결해주는 관상인대의 위치

는 동작을 할 때 앞으로 쏠려 있던 반월상연골이 뒤쪽으로 한 번에 밀려 나가는 문제를 만들기도 하고, 과잉 운동으로 인해 반월상연골과 관절막 사이의 파열을 일으키는 손상을 발생시키기도 합니다.

원판형 연골 기형은
얼마나 많이 발생할까?

원판형 연골 기형은 얼마나 많이 발생할까요? 우리나라에서는 발병률이 전체 인구의 약 10% 정도로 굉장히 높은 편입니다. 재미있게도 일본의 발병률도 우리나라와 비슷한 반면, 중국이나 미국, 유럽과 같은 국가는 다른 발병률을 보입니다. 같은 양상의 반월상연골 기형이 보고되긴 해도 그렇게 높은 확률로 나타나지 않으며, 어떤 연구에 따르면 외국의 경우 발병률이 0.24~1% 이하에 불과할 정도로 인종 간의 차이가 큰 편입니다.

이런 결과를 놓고 보면 원판형 연골 기형은 한국인과 일본인의 비슷한 유전자로 인해 발생하는 질환 중 하나라고 유추할 수 있습니다. 실제로 한국과 일본에서는 유독 많이 발생하는데 서양에서는 드문 병들이 꽤 있습니다. 위암, 간염 그리고 간염에서 촉발되는 간암 등이 그러하며, 무릎관절에는 원판형 연골 기형이 대표적입니다.

원판형 연골 기형 연구는 일반적인 의학 분야의 발전이 그러하듯이 일본에서 먼저 진행되다가, 점차 한국 의학이 괄목할 발전을 보이면서 현재는 세계적으로 한국의 보고들이 더욱 주목받고 있습니다. 그러나 전반적으로 연구가 아직 많이 진행되지 않아서 정확히 어떤 유전적 문제 때문인지, 부모가 원판형 연골 기형이면 자식들에게 어떤 확률로 유전되는지, 또 어떤 면은 후천적 문제인지 등 제대로 밝혀지지 않은 부분들에 대한 연구가 더 필요합니다.

원판형 연골 기형의 발병률이 전체 인구의 10%라는 것은 우리나라 인구 중 대략 500만 명 정도가 원판형 연골 기형을 가졌다는 뜻입니다. (그러니 설령 이런 기형을 가지고 있다 해도 너무 심각하게 받아들이거나 비관할 필요는 없습니다.) 여러 연구를 통해 한쪽 무릎이 원판형 연골 기형이면 다른 쪽 무릎도 같은 기형을 가지고 있을 확률, 즉 양측성인 경우가 약 85% 이상으로 알려졌습니다. 그만큼 원판형 연골 기형을 양쪽에 다 가지고 있는 사람이 많다는 뜻이겠지요. 500만 명의 사람들이 저마다 2개의 무릎을 가지고 있을 테니, 무릎관절의 수로 보면 거의 800~900만 개에 가까운 무릎이 원판형 연골 기형을 가지고 있다는 통계가 나옵니다. 물론 이 통계는 전수조사를 한 것은 아니므로 완전히 일치하지는 않겠지만, 약 100년 전에 일본 도쿄대학교의 와타나베 교수 등에 의해 진행되었던 연구*와, 그 이후 한국과 일본에서 진행한 각종 인구학적 연구와도 거의 일치하고 있어서 어느 정도 신빙성이 있다고 볼 수 있습니다.

그렇다면 발병률이 10%에 달하는 원판형 연골 기형이 모두 문제를 일으킬까요? 그렇지 않습니다. 원판형 연골 기형을 가진 이들 대부분은 평생 동안 딱히 문제가 되는 증상을 겪지 못해서 스스로가 그런 기형을 가졌는지도 모른 채 살아가곤 합니다. 서울대학교병원 성상철 교수가 해부학 연구를 위해 사체 124구의 무릎을 대상으로 조사한 결과, 흥미롭게도 원판형 연골 기형에서 파열이 발견된 경우는 극히 일부분이었다고 합니다. 어느 정도의 환자가 파열로 인해 수술받게 되는지는 아직 불분명하지만, 그 수가 심각할 정도로 많이 보고되고 있지는 않습니다. 원판형 연골 기형을 가진 사람들 대부분이 평생 이 사실을 모르고 산다고 볼 수 있겠지요. 따라서 증상 없이 우연히 발견된 원판형 연골 기형은 치료 대상이 아닙니다.

그러나 이와 반대되는 사실도 간과해서는 안 됩니다. 원판형 연골 기형은 분명 정상 반월상연골보다 훨씬 많은 문제를 일으

---

* 와타나베 교수 등은 1979년에 발표한 연구에서 일본인의 약 10%가 원판형 연골판을 보유하고 있다고 보고한 바 있다. [출처: Watanabe M, Takacda S, Ikeuchi H. *Atlas of Arthroscopy(3rd ed)*. Springer. 1979.]

킵니다. 지난 2019년 7월부터 2020년 3월까지 9개월간 명지병원 무릎관절센터를 찾은 환자 중에서 반월상연골의 파열로 수술한 사례 120건을 분석해보았습니다. 그중 원판형 연골 기형이 원인인 경우는 20건으로 17%였으며, 이 중에서 반월상연골의 기능이 거의 소실될 정도로 상태가 심각하여 반월상연골이식술을 해야 하는 경우는 9건이었습니다. 원판형 연골 기형으로 인해 반월상연골에 파열이 발생하는 사례는 정상 반월상연골의 파열 사례보다 중한 문제가 더 빈번하게 발생하며, 반월상연골을 이식해야 하는 경우도 많기에 그 심각성을 잘 알 수 있습니다.

결론적으로 보면 설령 원판형 연골 기형을 가지고 있다고 해도 그것 자체는 심각한 문제가 아니므로 미리 치료하거나 방지할 필요는 많지 않습니다. 다만, 적어도 원판형 연골 기형으로 인해 어떠한 문제가 발생했을 때는 이 문제에 대해 빠르고 체계적으로 접근해야 하며, 그렇지 않을 때는 심각한 합병증과 여러 문제를 일으킬 수 있음을 유의해야 합니다.

임상 경과와 분류

'그림 2-7'의 왼쪽 사진은 정상적인 외측반월상연골의 모습입니다. 둥근 뼈 사이에 검은색으로 보이는 반월상연골이 삼각

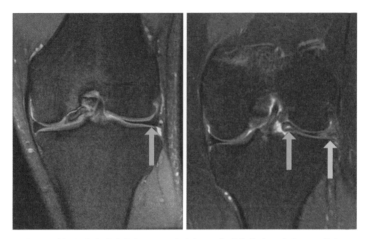

그림 2-7. (왼쪽) 정상 반월상연골 MRI 사진 (오른쪽) 원판형 연골 기형 MRI 사진

형 모양을 잘 갖추고 있으면서도 관절연골 사이에 끼어 있어, 관절로 가는 충격을 완충시키는 본래의 역할을 해줍니다. 반면 오른쪽 사진을 보면 반월상연골이 상당히 크고 삼각형 모양을 보이지 않고 있습니다. 또한 체중이 잘 실리지 않는 가운데 부분은 둥그렇게 크면서도 하얀 음영이 보이는데(초록색 화살표) 체중이 실리는 가장자리 부위(파란색 화살표)는 이미 얇아지고 회색으로 변한 것으로 보아 닳아서 찢어지는 변성 과정이 진행되고 있음을 알 수 있습니다.

앞서 소개한 12살 여자아이의 사례처럼 어려서부터 원판형 연골 기형으로 인해 심각한 문제가 생기는 경우는 그리 많지 않습니다. 조금 뚝뚝거리거나 걸리는 증상이 나타나긴 하지만 잘 발견되지 않으며, 설사 발견되더라도 아이들은 몸이 유연하기도 해서 성장하면서 상당 부분 정상으로 복원되곤 합니다. 따라서 TV 포지션과 바닥에 쪼그려 앉는 등의 무릎에 나쁜 자세를 하지 않도록 주의하고, 무릎 건강에 도움이 되는 스트레칭과 체조를 하며 관리하면 대부분 큰 문제 없이 유·청소년 시기를 보낼 수 있습니다.

문제는 원판형 연골 기형의 문제가 중년 이후에 발생했을 때입니다. 앞 사례는 10대에서 아주 심한 기형이 발견된 경우이지만, 일반적으로는 근력이 약하고 체구가 크지 않은 30대 후반에서 40대 초반의 여성분들에게 더욱 큰 문제가 발생합니다. 예를 들어 오래 걷거나 등산을 다녀온 후 무릎 통증이 심해지고 불편해져서 병원에 찾아오는 경우가 많은데, 심각한 스포츠 손상이 아닌 이런 경우에 MRI를 찍으면 보통 반월상연골이 찢어져 무릎에 걸려 있는 게 발견되곤 합니다. 이럴 때는 수술을 통해 원 위치로 밀어 넣고 꿰매는 봉합술을 권하고 있습니다.

원판형 연골은 콜라겐 이상으로 인해 반월상연골의 크기가 크고 쉽게 해지는 엉성한 조직이며, 무릎관절의 두 뼈 사이에서 많이 움직이는(과 운동성) 특징이 있습니다. 이러한 기형을 가진 한국 사람들이 어려서부터 바닥 생활을 오래 하면 반월상연골이 닳아서 해지는 상황이 발생하게 됩니다. 실제로 자신이 원판형 연골 기형인 줄 모르고 지내다가 일상생활 중 가벼운 외상을 입고 MRI를 찍어보았는데 큰 문제가 발견되는 경우가 종종 있습니다. 체중이 실리는 부위가 전부 닳아 없어지고, 불필요한 부분은 뼈와 뼈 사이에 끼인 상태로 안으로 밀려들어 간 것을 뒤늦게 알게 되는 것이지요. 이런 경우에는 밀어서 원위치로 복원할 수도, 꿰매는 것도 방법이 될 수 없습니다. 결국 상태가 악화되어 심각한 관절염으로 이어지기 전에 반월상연골이식술과 같은 좀 더 큰 수술을 해야 합니다. 하지만 앞의 사례와 같은 원판형 연골 기형의 자연 경과를 경험해보지 못한 의사들은, 비록 무릎관절 전문의라 할지라도 문제에 너무 쉽게 접근하는 경향이 있습니다. 이로 인해 나중에 더 큰 수술이 필요한 상황으로 이어지는 사례가 제법 있어서 주의가 필요합니다.

'그림 2-8'은 원판형 외측반월상연골 기형을 가진 미국 교포의 사례입니다. 체중이 실리는 부위의 반월상연골은 다 닳아서

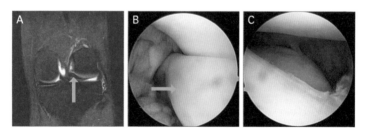

그림 2-8. 20세 미국 교포의 사례. A의 화살표는 관절 안에 낀 원판형 반월상연골의 MRI 소견, B의 화살표는 같은 부위의 관절경 소견이며, C는 관절 안에 낀 원판형 외측 반월상연골을 절제한 후 남아 있는 외측반월상연골이 대부분 소실된 관절경 소견이다.

없어지고, 굳이 없어도 될 관절 자리에 반월상연골이 밀려들어간 상태였습니다. 미국에서는 이 기형이 거의 발견되지 않기에 담당 의사가 교포의 MRI 사진을 보고 이런 경우는 처음 본다고 했고, 환자는 그 말을 듣고 놀라서 한국 병원까지 오게 되었다고 합니다. 하지만 환자의 사례는 우리나라 의사들에게는 비교적 흔하게 접하는 것이기 때문에 이 질병의 인종적 특성을 이해할 수 있는 일화라 하겠습니다.

원판형 연골 기형의 치료법

평소 별다른 증상이나 불편 없이 생활하다가 우연히 자신이 원판형 연골 기형을 가진 것을 알게 되는 경우에는 보통 수술이 필요하지 않습니다. 그런데도 만약 의사들이 원판형 연골 기형을 가진 모든 이들에게 수술을 권한다면 어떻게 될까요? 한국의 인구 중에서 500만 명, 즉 800~900만 개의 무릎이 가지고 있는 이 기형으로 인해 너무도 많은 수술이 행해지게 될 것입니다. 이러한 과잉 치료는 의료비 낭비와 더불어 환자들에게 불필요한 불안감을 느끼게 합니다. 저는 원판형 연골 기형이 우연히 발견되었으나 파열이나 걸림 증상, 통증 등이 없는 환자에게는 형태학적 이상을 경고한 후, 나쁜 자세와 생활습관(TV 포지션이나 바닥에 쪼그리고 앉는 자세 등)을 바꾸도록 권유합니다. 또한 무릎 주변의 근력이 떨어지지 않도록 허벅지 근육 강화 운동을 하면서 지속적으로 관리하도록 주의를 드리고 있습니다.

반면 통증으로 인해 시행한 MRI 검사에서 원판형 연골 기형 진단이 나오는 사례들이 있습니다. 이럴 때도 일상생활에서의 좋지 않은 습관(쪼그려 앉는 자세, 젊은 여성들의 비틀어 앉는 자세, TV 포지션 등)을 줄여야 함은 같지만, 이미 어느 정도 통증을 느끼고 있으므로 조금 더 체계적인 근력 운동을 해야 합니다. 허벅지 근육을 튼튼하게 강화하여 무릎에 가는 하중을 허벅지 주변 근육으로 분담하기 위해서입니다.

운동 중에서 바위가 많은 산을 오르내리거나, 라켓을 치는 운동 대부분은 몸을 비트는 동작을 많이 하게 되어 자칫 위험할 수 있습니다. 이런 운동 대신 스트레칭과 근력 강화 운동을 하면서 증상이 악화되지 않도록 예방해야 합니다.

이미 파열 정도가 심해서 반월상연골이 어긋나 있다면 수술이 필요합니다. 다행히 한국의 병원들은 정교한 수술 능력을 충분히 갖추고 있습니다. 수술할 때는 작은 절개 부위로도 파열 부위를 정확하게 관찰하면서 반월상연골을 원위치로 밀어 넣고 봉합할 수 있으며, 미운 모양을 다듬어주는 반월상연골성형술도 상황에 맞게 시도할 수 있습니다.

실제로는 10대, 20대의 어린 나이에 원판형 연골 기형이 수

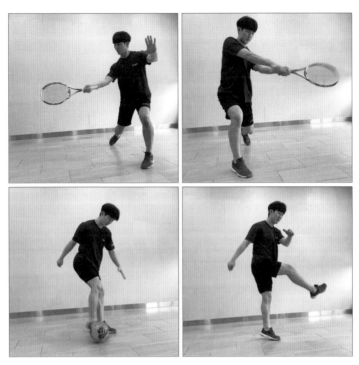

그림 2-9. 라켓 운동(위)이나 축구(아래) 등에서 발생하는 몸을 비트는 운동 동작

술이 필요할 정도의 문제를 일으키는 경우는 흔하지 않습니다. 다만, 원판형 연골 기형은 무릎뼈의 모양과 맞지 않게 크고 구조가 약하며 관절 안에서 많이 움직이는 문제가 있는데, 10대와 20대 나이에도 퇴행성 변화로 문제를 만들 수 있기에 주의해야 합니다. 이런 문제가 누적되면서 중년의 나이에 그 후유증이 나타나곤 하는 것입니다.

예를 들어 40세의 나이에 무릎이 아파서 정밀 검사를 받았더니 외측반월상연골이 찢어져 관절 안에 걸려 있다는 말을 듣는 경우가 많습니다. 그러나 아주 격한 스포츠 활동이나 사고 등으로 인한 명백한 외상이 없는데도 반월상연골이 걸려 있다는 소견이 나온다면 잘 생각해봐야 합니다. 원판형 연골 기형 발병률이 특히 높은 한국에서는 연골의 기형으로 인해 힘을 많이 받는 관절 가장자리가 다 닳아 없어진 것일 수 있기 때문입니다.

또한 운동하다가 다치는 바람에 반월상연골이 찢어져서 관절 안에 걸려 있는 경우와, 원판형 연골 기형을 가진 채 일상생활을 오래 하면서 관절 내측에는 불필요한 조직이 남고 체중을 지탱해야 할 부위는 닳아 없어진 경우는 엄밀하게 구별해야 합니다. 운동 중에 입은 외상 등으로 반월상연골이 찢어져서 관절 안에 걸려 있는 경우라면 될 수 있는 한 빨리 어긋난 반월상연골을 원상태로 바로잡고 꿰매어 그 기능을 회복시키는 반월상연골봉합술을 시행해야 합니다(그림 2-10).

반면 이미 상당 부분 닳아서 퇴행성 변화가 일어난 경우라면 급하게 수술해야 할 필요는 없습니다. 대신 앞으로 관절염이 얼마나 빠른 속도로 진행될지, 현재의 증상을 환자가 견딜 수 있을지 등을 따져가면서 치료 방법을 신중하게 선택해야 합니다. 환자는 우선 TV 포지션이나 다리를 모으고 쪼그려 앉는 자세 등을 피해야 합니다. 또한 자세를 낮추면서 밖으로 비트는 운동 동

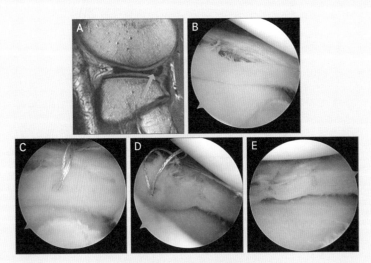

그림 2-10. 반월상연골 종파열 사진(A)과 봉합술 과정(B~E)

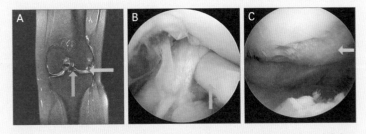

그림 2-11. 원판형 연골 기형으로 인한 퇴행성 파열 사례(A, B)와 절제술을 시행한 모습(C). 사진 A를 보면 검은색 반월상연골이 다른 위치에 밀려 있으며(초록색 화살표), 정작 체중을 지탱해줘야 하는 부분에는 반월상연골이 다 닳아서 소실되어 있다(파란색 화살표). 사진 B의 관절경 사진을 보면 반월상연골이 안쪽으로 밀려 있으며(초록색 화살표), C는 절제술을 시행한 뒤의 관절경 사진으로 손상된 관절연골이 확인된다(파란색 화살표).

작, 예를 들어 라켓을 사용하는 운동 경기나 축구에서의 감아 차기 자세 등을 피해야 하며, 지속적인 대퇴사두근 및 허벅지 근육 운동을 해야 합니다.

그러나 이러한 보존적 치료에도 통증을 많이 느껴서 일상생활에 지장을 느낄 정도라면 증상을 줄이고 더는 관절염이 진행되지 않도록 해줘야 합니다. 즉, 남은 부분을 도려낸 후 조직 기증을 통해 얻은 반월상연골을 뼈에 붙여서 필요한 무릎관절에 이식하는 '반월상연골이식술'을 시도하는 수밖에 없습니다.

반월상연골이식술의
과정과 그 이후

보존적 치료에도 통증을 많이 느껴서 일상생활에 지장이 된다면
더는 관절염으로 진행되지 않도록 수술을 해야 한다.
바로 반월상연골을 무릎관절에 이식하는 수술이다.

앞서 말했듯이 한국은 원판형 연골 기형이 상대적으로 많이
발생하는 나라입니다. 원판형 연골 기형의 자연 경과를 관찰해
보면, 일부 환자들은 중년의 나이에 들어서면서 체중을 지탱하
는 체중 부하 부분의 반월상연골이 닳아 없어져 기능이 소실되
는 경우가 많습니다.

만약 젊고 활동적인 30~40대의 나이에 체중 분산에서 가장
중요한 역할을 하는 반월상연골 기능이 소실되면 결국 관절염
으로 진행되는 것을 피하기 어렵습니다. 물론 이 선천성 기형은
오랜 기간 몸이 적응해가면서 서서히 진행되는 병변입니다. 환

자들은 극심한 통증을 느끼지 않고 생활에 조금 불편한 정도로 병원을 찾게 되지요. 그래서 검사 이후 반월상연골이 거의 닳아서 없어졌다는 말을 들으면 크게 놀라서 전원 의뢰되어 저에게 오시는 경우가 많습니다.

우선은 침착하게 마음을 가라앉히고 냉정하게 자신의 무릎 상태를 돌아볼 필요가 있습니다. 원판형 연골 기형 환자 중 일부에서 이런 자연 경과가 관찰됩니다. 그러나 이는 서서히 진행되어온 것이어서 문제를 발견했어도 몇 년 정도는 수술 없이 상태를 지켜보며 관리할 수 있고, 드물지만 일부는 평생 수술이 필요하지 않기도 합니다. 쪼그려 앉는 자세나 무리한 동작을 피하고 꾸준히 허벅지 근력 강화 운동을 병행하면 빠르게 진행되는 관절염을 막을 수 있지요. 통증과 불편감도 호전되는 경우가 많습니다.

환자의 나이가 젊다면 반월상연골이식술 등의 수술적 치료를 적극적으로 고려할 수 있습니다. 관절염으로의 진행을 예방할 수 있고, 젊은 나이에 인공관절치환술을 시행하게 되는 부담을 줄일 수도 있을 것입니다. 50대 중반 이상의 분들은 60대 중반 정도에 인공관절치환술을 시행하는 것으로 생각하고 주사와 약물치료, 꾸준한 근력 강화 운동을 통해 통증과 관절염 진행을 관리하면 가시적인 목표가 생겨서 좀 더 자신 있게 사회생활을 하실 수 있을 것입니다.

반월상연골이식술의 적응증

젊고 활동적인 환자들이 수술적 치료인 반월상연골의 전절제술 또는 아전절제술을 시행하여 기능이 소실된 경우에는 반월상연골이식술을 받을 수 있는 대상이 됩니다. 우리나라는 이러한 환자들에게 반월상연골이식술을 적용할 수 있도록 관련 조직의 수입 법규를 정비하고, 의료보험 급여의 기준도 잘 정립한 세계 최고 수준의 모범국입니다. 만 25세에서 45세의 젊은 연령대에서 내측의 경우 반월상연골의 전절제 또는 아전절제 후 1년, 외측의 경우 좀 더 예후가 좋지 않아 수술 후 6개월이 지났는데도 지속적으로 통증과 증상이 있으면 의료보험 적용 대상이 됩니다.

전 국민 의료보험을 통해 반월상연골이식술의 혜택을 제공하는 나라는 전 세계적으로 그리 많지 않습니다. 사보험의 나라 미국은 물론, 무상 의료를 베푸는 유럽의 복지 국가들에서조차 이 수술은 사보험 적용만을 받는 경우가 많을 정도입니다.

이식물의 출처와 보관 상태

이식술에 사용하는 반월상연골은 주로 기증으로 받게 됩니다. 예를 들어 20세에서 40세 정도의 젊은 나이에 교통사고 등 외상이나, 심장 또는 뇌 병변 등으로 급성 사망을 한 경우, 즉 무릎관절의 반월상연골에 손상을 미칠 어떤 원인이 없이 사망한 이들이 전신 기증을 한 경우에 조직을 얻을 수 있습니다.

채취된 반월상연골은 뼈에 붙은 상태로 각종 균이나 바이러스 등의 감염 여부를 검사합니다. 그 후 조직에 해가 되지 않도록 소독 및 처리를 한 후 영하 80도에서 밀봉하여 냉동 보관하는 급속-신선냉동 방식으로 보관됩니다. 기증된 조직은 냉동 상태로 안전하게 조직은행에 보관되므로 기증 이후 일정한 기간(약 2년) 보관이 가능하고, 미국에서 우리나라로의 이송도 가능합니다.

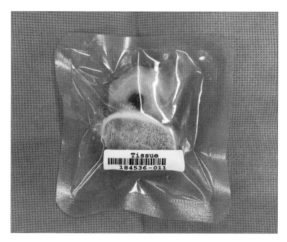

그림 2-12. 냉동 보관된 반월상연골

우리나라에서는 안타깝게도 이식 가능한 정도의 온전한 반월상연골조직을 기증하는 젊은 기증자가 거의 없기에 조직 대부분을 미국의 조직 기증을 통해 들여와 수술하는 실정입니다.

수술의 준비와 과정

반월상연골이식술이 결정되면 수술받을 환자의 하체 사진을 실측용 자와 함께 촬영하여 경골의 크기를 측정합니다. 확대 배율을 적용하여 실제로 기증받을 분의 뼈와 2mm 이내의 오차 범위 내에 있는 이식물을 찾게 됩니다. 반월상연골은 뼈의 크기와 비례해서 그 크기가 결정되므로 뼈의 크기를 잘 재면 환자의 몸

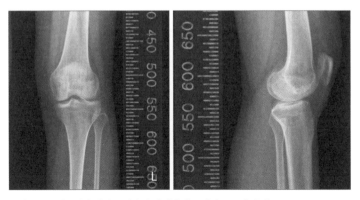

그림 2-13. 엑스레이 사진을 이용한 반월상연골 이식물 크기 측정

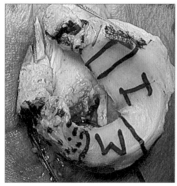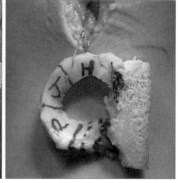

그림 2-14. (왼쪽) 내측반월상연골 이식물 (오른쪽) 외측반월상연골 이식물

과 맞는 이식물을 선택할 수 있습니다.

반월상연골이식술의 과정을 간단히 살펴보겠습니다. 수술에 들어가면 먼저 환자의 뼈에 일정한 모양의 홈을 만들고, 남아 있는 반월상연골을 제거하여 이식물이 들어갈 공간을 만듭니다.

집도의 수술팀이 환자의 몸에 이식물을 장착할 준비를 하는 동안, 이식팀은 밀폐된 반월상연골 이식물을 개봉하고 이식물이 홈에 정확히 들어갈 수 있도록 모양을 다듬어줍니다. 나머지 반월상연골의 변연부도 봉합이 쉽도록 다듬습니다. 이렇게 두 수술팀이 유기적인 협조를 통해 동시에 준비해야 짧은 수술 시간 안에 좋은 결과를 얻을 수 있습니다.

'그림 2-14'를 보면 왼쪽 사진은 내측반월상연골 이식물, 오른쪽 사진은 외측반월상연골 이식물입니다. 일반적으로 내측반

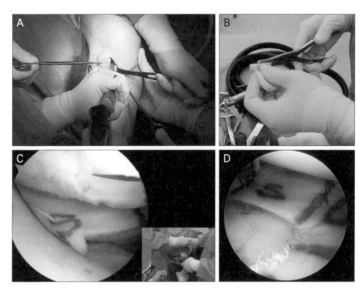

그림 2-15. 외측반월상연골이식술의 과정

월상연골이식술은 반월상연골의 전각부와 후각부에 원통 모양의 골 조각을 붙여 경골 구멍에 고정하는 골편고정법(Bone plug fixation)을 사용합니다. 외측반월상연골이식술은 반월상연골의 전각부와 후각부를 연결하는 골편을 열쇠 모양으로 다듬고 경골에 구멍을 뚫어 끼워 넣는 열쇠구멍수기(Key hole method) 방식을 사용합니다.

'그림 2-15'를 통해 외측반월상연골이식술 과정을 살펴보겠습니다. 먼저 이식물을 삽입하기 위해 환자의 경골에 열쇠구멍수기로 구멍을 뚫어줍니다(A). 그리고 이식물의 전각부와 후각부를 연결하는 골편을 열쇠 모양으로 다듬고(B) 이식물을 열쇠 구멍수기로 삽입한 뒤 반월상연골과 관절막을 봉합합니다(C). 사진 D는 수술이 모두 끝나고 정확한 위치에 외측반월상연골이 자리 잡은 모습입니다.

수술 후 재활 과정

반월상연골이식술은 환자의 뼈 모양에 맞춰 반월상연골을 이식하고 봉합하는 수술입니다. 일반적인 봉합과 같이 6주 정도 경과하면 자신의 체중을 견뎌낼 만큼의 강도로 회복하므로 환자는 목발을 떼고 정상 보행할 수 있습니다.

수술 후 이식된 반월상연골이 정상 위치에 있지 못하고 밖으로 빠져나가는 아탈구의 문제가 발견되곤 합니다. 이런 상태라면 반월상연골이 관절연골의 손상을 보호해주는 정상적인 기능을 다하기 힘들겠죠. 문제는 이런 아탈구의 문제가 거의 모든 이식술에서 일반적으로 관찰된다는 점입니다.

'수술을 통해 이전의 정상 반월상연골을 다시 만들어주는 데 한계가 있지 않을까?' 하는 문제의식은 이 분야의 세계적인 전문가들 모두가 하는 고민입니다. 그렇지만 문제가 있다 하더라도 그 정도를 줄일수록 좋은 기능을 더 오래 유지할 수 있으므로,

얼마나 이런 아탈구를 줄일 수 있느냐가 현재 연구의 중요한 주제 중 하나입니다.

아탈구는 어떤 이유에서 생기는 것일까요? 반월상연골이식술을 받는 환자들은 오랜 기간 반월상연골이 닳아 없어져 관절 간격이 좁아진 상태에 적응되어 있습니다. 그런 환자들의 무릎에 수술을 통해 말랑말랑한 반월상연골 이식물을 넣은 후 바로 체중을 싣고 움직이게 하면 어떤 관성의 힘이 작용하겠죠. 이전처럼 반월상연골이 없는 상태로 돌아가려는 관성 작용입니다.

명지병원 무릎관절센터에서는 이런 관성의 힘을 이식된 연부조직이 감당하지 못해서 조기에 반월상연골 아탈구 현상이 일어나는 것으로 생각했습니다. 그래서 수술 후 3주간은 이식물이 안전하게 장착이 될 수 있도록 충분한 공간을 벌리고 깁스(장하지 석고 고정)를 시행했습니다. 이후 3개월간은 관절이 늘어난 상태로 유지될 수 있도록 체중이 실리지 않는 특수한 보조기(unloader brace)를 적용했습니다.

일반적인 방법으로 외측반월상연골이식술을 한 후 촬영한 MRI에서는 이식한 외측반월상연골이 평균 3.2mm 정도 관절 밖으로 아탈구되었으나, 장하지 석고 고정 및 보조기를 적용한 환자에서는 아탈구가 평균 1.8mm로 의미 있게 감소하였습니다(그림 2-16). 비록 초기에 깁스와 보조기를 착용하면서 재활 과정은 더 까다로워졌지만, 수술 후 6개월째가 되었을 때의 관절 운

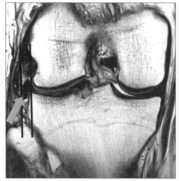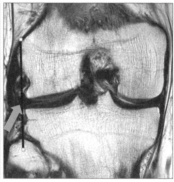

그림 2-16. 일반적인 이식술 후 아탈구가 일어난 모습(왼쪽)과 석고 고정 및 보조기 적용 후 아탈구 현상(오른쪽) 비교. 왼쪽 사진은 관절 밖으로 이식물이 아탈구된 소견(화살표)이 관찰되지만, 오른쪽 사진에선 이식물의 아탈구가 현저히 감소한 것을 확인할 수 있다.

동 각도가 아탈구 이전과 비교해서 별다른 차이 없이 긍정적으로 유지된다는 사실을 알게 되었습니다.

이러한 연구 결과는 국제적으로 인정을 받아 정형외과에서 가장 인용지수가 높은 국제 학술지 〈미국스포츠의학저널(AJSM)〉에 게재되었고, 대한슬관절학회에서도 그 학술적 가치를 인정받아 '2019 해외학술지 최우수 논문상'을 받기에 이르렀습니다.

이식술의 성공률과 임상 결과

많은 환자들이 수술 전, 반월상연골이식술에 대해 들은 부작용을 이야기하며 우려를 표하곤 합니다. 이식술의 거부 반응으로 초기에 연골이 망가지거나, 오래 견디지 못하고 금방 다 해져 버리는 결과가 많다는 이야기입니다.

막연하게 생각하면 반월상연골이식술도 조직 이식이므로 환자분들의 걱정도 이해가 됩니다. 하지만 실제로 국제적인 문헌을 통해 살펴보면 반월상연골이식술의 평균 성공률은 아주 높은 편이므로 이러한 우려는 사실과 다릅니다. 수술 후 2년까지의 단기 성공률은 전 세계 병원 10여 곳에서 90%가 넘고, 명지 병원을 비롯한 한국의 대표적인 병원들의 성공률은 98%에 이릅니다. 이처럼 반월상연골이식술은 성공률이 대단히 높은 수술이라 할 수 있습니다.

문제는 이런 이식술을 통해 평생 건강하게 잘 지낼 수 있느냐하는 것이겠지요. 사실 이 분야는 아직 충분한 경험이 쌓이지 않았습니다. 막연하게 평생 갈 것이라는 예측은 과학적 근거가 부족하기에 경험을 더 쌓아가야 합니다. 예를 들어 암 수술에서도 새로운 치료법이 계속 생겨나면서 오랜 관찰 없이 자신 있게 완치되었다는 말을 하기 힘드니 생존율로 말하는 것입니다.

암 수술에서 5년, 10년 생존율을 따져서 10년간 생존한 환자들은 거의 임상적으로 완치된 것으로 받아들여지듯이, 반월상연골이식술 역시 5년, 10년 성공률을 보고하고 있습니다. 현재까지 반월상연골이식술의 10년 성공률은 70~80% 정도이며, 이 결과는 시간이 지나면서 조금씩 개선될 것입니다. 단, 이러한 결과는 전문적인 이식수술팀이 유기적으로 협업하며 운영되는 소수 센터에서의 성과이므로, 모든 병원에서 이런 결과를 얻을 수 있을지에 대해서는 여러 여건을 고려해야 할 것으로 생각합니다.

수술 후 기대 활동과 평생 지켜야 할 원칙

반월상연골 이식에 성공해도 완전히 정상적인 무릎 상태로 복원되는 것은 아닙니다. 이는 마치 간 이식에 성공했다고 해서 과거에 폭음과 무절제한 생활을 하던 분이 예전의 일상으로 돌아가선 안 되고, 평생 면역억제제를 잘 복용하면서 정기적인 검진과 꾸준한 자기 관리를 통해 건강을 유지해야 하는 것과 같습니다.

다행히 반월상연골이식술을 받은 후에는 면역억제제를 복용하지 않아도 됩니다. 대신 허벅지 근육 강화 운동을 매일 약을 복용하듯이 꾸준히 해야 합니다. 저는 환자분들에게 매일 100개의 스쿼트 운동을 약을 먹듯이 하라고 권하고 있습니다. 식후 30~40개의 스쿼트 운동 복용, 이것이 무릎 건강을 지키는 자기 관리의 핵심인 셈입니다.

간 이식 후의 폭음이나 무절제한 생활과 유사한 것이 무릎 반월상연골이식술 이후에는 무엇이 있을까요? 바로 바닥에 쪼그려 앉는 생활습관, 축구나 테니스 등과 같이 수시로 무릎이 비틀어지는 운동을 자주 하는 행위 등입니다. 이러한 동작들은 자기 체중의 10배 정도 강도로 반월상연골에 부담을 주고 비틀게 됩니다. 일부러 이런 동작을 찾아서 하게 된다면 지금까지 말한 좋은 임상 결과를 보장할 수 없겠지요.

마지막으로 강조하고 싶은 것이 있습니다. 반월상연골 이식은 얼마든지 생산할 수 있는 기계적 제품을 무릎관절에 이식하는 것이 아닙니다. 젊고 병이 없는 기증자의 숭고한 조직을 받아서 새로운 생명을 얻게 된 것이라는 장기 및 조직 이식의 생명 윤리를 꼭 명심하시길 바랍니다. 이식을 받으시는 분은 기증자의 소중한 조직을 잘 유지·관리해야 하는 책임이 있다는 점을 강조하고 싶습니다.

우리나라는 세계 최대의 반월상연골 이식물 수입국입니다. 많은 사람들이 조직 기증의 수혜는 보고 있지만, 정작 누구도 자기 몸을 사회에 기증하지 않는 장기 및 조직 기증의 후진국이기도 하지요. 이식술이 발전하면서 앞으로 더 많은 분들이 장기 및 조직 기증 운동에 동참해주시면 좋겠습니다.

"반월상연골 이식은 거래 대상이 아니다"

지난해 60명의 천사가 신체 기증에 동의했다. 이들은 신장과 간 등 장기이식에 이어 반월상연골과 같은 인체조직 이식까지 기증해 소중한 생명을 살리고 사람들의 삶을 바꿨다. 하지만 여전히 생명윤리 의식이 부족해 인제조직을 마치 물건처럼 여기는 이들도 적지 않은 것이 현실이다. (중략) 실제 반월상연골 이식만 400례를 달성할 정도로 많은 환자들에게 조직 이식을 해온 건국대병원 스포츠의학센터 김진구 센터장(現 명지병원 스포츠의학센터 센터장)은 장기이식 처럼 인체조직 이식에 대해서도 국민들의 인식 개선이 무엇보다 필요하다고 강조했다. 생명의 소중함을 알고 감사할 줄 알며, 이식받은 조직을 잘 유지해야 기증자의 숭고한 뜻이 헛되지 않게 된다는 것이다. 김 센터장은 "인체조직 이식 수술은 성스러운 의식과 같다. 그리고 의사가 할 수 있는 일은 많지 않다"며 의사는 반월상연골의 재생이 불가능한 환자에게 기증자의 소중한 조직을 이식하는 전달자에 불과하다는 인식을 가지고 있었다.

이식된 반월상연골은 초기 3개월이 중요한 시점으로 환자가 의료진과 소통하며 재활과 관리를 잘할 경우 10년 이상도 90% 이상 사용이 가능할 정도로 기술이 발전하고 효과가 뛰어나지만, 조직 이식에 대한 환자들의 인식은 앞으로 개선해나가야 할 점이라고 지적하기도 했다. 김진구 센터장은 "간이나 신장을 이식할 때는 당장 뇌사자가 발생해야 하는 만큼 보호자와 환자의 아픔을 직접적으로 볼 수밖에 없어 누가 봐도 소중한 장기라는 인식을 하게 되지만 조직 이식은 똑같은 기증자지만 물건처럼 거래가 된다고 여기는 이들이 적지 않다"고 꼬집었다. 이어 그는 "일부 환자가 '싱싱한 것으로 주세요, 젊은 사람의 것으로 주세요'라고 말하는 경우도 있어 화가 난다. 이런 환자들은 이식을 받을 자격이 없다는 생각을 하기도 한다"고 질타했다. "심지어 '조직 이식을 했는데도 왜 축구를 못 하게 만드느냐'고 말하는 환자가 있다. 이는 마치 간 이식을 받은 환자가 '예전에 폭탄주를 30잔 먹었는데 왜 못 먹느냐'고 말하는 것과 같다"면서 인체조직 이식에 대한 인식이 개선돼야 한다고 김 센터장은 강조했다. (중략) 더구나 그는 "환자들은 수술 후 1~2년만 지나도 검사를 받지 않거나 관리를 안 한다"면서 "의사는 조직을 잘 전달하는 역할을 하지 성공 여부에 큰 영향을 주지 않는다. 중요한 건 환자와 의사 모두 기증자에 대한 예의를 갖추고 소중히 여길 줄 아는 자세가 필요하다"고 힘줘 말했다. 장기처럼 조직 이식의 한계가 있어 장기이식 후 평생 면역억제제를 복용하고 절제된 생활을 해야 하는 것처럼 조직 이식 또한 관절염을 예방하고 일상생활에 활력을 주기 위해서는 규칙적인 생활이 중요하다는 설명이다.

김 센터장은 생명존중을 위한 사회적 분위기 또한 성숙해져야 한다고 강조했다. 여전히 국내에서는 기증 문화가 확산되지 못해 조직을 미국에서 수입하면서 많은 비용이 들 수밖에 없다는 점도 거론했다. 불교 국가인 태국도 출라롱꼰대학 총장의 사체기증 선언과 장기기증 운동을 실시한 지난 20년간 장기기증 문화가 확산된 사례를 들며 김 센터장은 "전 세계에서 굴지의 의료기구 회사 등 연구센터가 태국에 설립돼 의료 발전에도 선도적인 역할을 하고 있다"고 소개했다. 이어 그는 "우리나라 역시 의료진들이 태국에 가서 사체를 통한 연구를 하곤 한다. 상대적으로 유교적 관념이 적은 우리나라가 배워야 할 일"이라며 "앞으로 발생할 수 있는 환자를 위해, 그리고 필요한 의료기술의 발전을 위해서라도 성숙한 시민의식을 키우고 다양한 기증 문화가 확산돼야 할 것"이라고 주장했다.

인식 개선과 함께 인체조직 이식에 대한 오해도 팽배하다고 안타까움을 표현했다. 에이즈나 감염병 등은 기증자에 대한 적합성 평가 등 엄정한 절차를 거쳐 밀폐돼 조직은행으로 이송되고 이식 후 시신을 복원해 가족에게 인계되는 등 엄정한 과정을 거쳐 이식이 이뤄지지만, 그에 비해 환자들의 태도는 성숙지 않다는 지적이다. 이와 관련해 김진구 센터장은 "과거에는 환자 1명을 위해 1달간 영하 1도의 진공 상태로 보관해 이송하는 등 이식까지 500만 원 상당의 비용이 들었다. 조직은 비용이 들지 않지만 관리에 그만한 돈이 들어 환자들은 마치 자신이 돈을 주고 샀다고 생각하는 경우도 있다"고 답답해했다. 한편, 인체조직 이식 건수가 늘어나고 있는 것은 사실이지만, 이를 병원 차원에서 혹은 국가 차원에서 홍보해 대상자를 무분별하게 늘려서도 안 된다는 심정도 토로했다. 환자 개개인에게 집중해 골든타임을 놓치지 않도록 하고, 일상생활에 잘 적응할 수 있도록 지속적인 관리와 관심이 필요한 수술이라는 이유에서다.

• 출처: 오준엽. 〈반월상연골 이식 400례 김진구 센터장 "신체조직은 서로 거래하는 상품이 아니다"〉, 《국민일보 쿠키뉴스》. 2017/12/10.

Chapter 3

30대
무릎이 아파요

| 앞무릎통증증후군 |

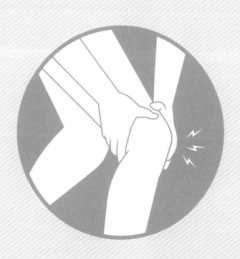

이번 챕터에서는 20~40대 젊은 직장인들, 특히 여성들이 많이 앓고 있는 무릎 앞쪽의 통증을 다루겠습니다. 평지를 걷는 데는 큰 문제가 없으나 계단을 내려가거나 앉았다 일어설 때 시큰거리는 통증을 호소하는 젊은 분들이 아주 많습니다. 이런 통증이 전부 관절염 때문은 아닌데도 스스로나 의사의 진단 때문에 관절염으로 진행되지 않을까 하는 고민을 하게 됩니다. 하지만 이 질환은 '운동이 약이다'라는 명제가 적용될 수 있는 전형적인 분야이므로 이에 대한 체계적인 접근 방법을 살펴보겠습니다.

앞무릎 통증
환자 사례

앞무릎 통증은 관절염과 상관이 없으며 20~40대 직장 여성의 약 10%가
이런 통증을 가지고 산다. 이 병은 스스로 고칠 수 있으니 몸에 칼을
대지 않는 전략을 잘 세워서 내가 내 몸을 지키도록 노력해보자.

진료실 이야기

32세 여성 환자가 양쪽 무릎 통증으로 내원했습니다. 무릎 통증은 1년 6개월 전에 오른쪽 무릎부터 시작되었다는데 내원 당시에는 왼쪽이 더 아픈 상태였습니다. 특별히 다치거나 외상을 입은 기억은 없다고 합니다. 처음에는 하이힐을 신고 계단을 내려갈 때만 시큰한 통증을 느꼈는데, 통증이 점점 심해져 이제는 가만히 있을 때는 물론 아침에 일어나 눈을 뜰 때부터 무릎이 아프다고 했습니다. 하루빨리 특별한 방법을 찾지 않으면 증상

이 악화되어 40세가 되기도 전에 인공관절을 하게 될 것만 같은 불안과 공포 때문에 병원을 찾게 되었습니다.

진료실에 들어온 환자에게 통증이 어느 정도인지 물어보며 통증 부위를 누르거나 비틀어보는 등의 이학적 검사를 하던 중, 그동안 참았던 불안감이 터진 탓인지 환자가 눈물을 흘리기 시작했습니다. 환자는 병원을 12군데나 돌아다니면서 관절염이 발생했다는 소견을 듣기도 하고, 자신의 연골이 이미 못 쓸 정도로 손상이 심하다는 이야기도 들었다고 합니다.

그간 환자가 받아온 치료는 각종 주사, 체외충격파치료, 도수치료 등으로 다양했습니다. 이런 치료들은 초기에는 괜찮은 듯하다가 갈수록 효과가 떨어지더니, 이제는 치료를 마치고 병원을 나서자마자 통증을 느낄 정도가 되었다고 합니다. 하지만 여러 검사와 이미 3~4번 찍어본 MRI 검사 결과를 종합했을 때, 환자의 걱정과는 달리 큰 문제가 발견되지 않았습니다.

환자의 이런 상태를 '앞무릎통증증후군'이라고 합니다. 무릎통증을 느껴서 MRI 검사를 해봐도 관절염이 거의 보이지 않고, 관절을 망가뜨릴 만한 요소들(기질적 손상, 반월상연골의 파열, 연골의 국소적 파괴, 정렬 이상 등)도 딱히 없는데도 불구하고 무릎 통증이 나타나는 것이 주된 특징입니다.

병원에 다른 환자들도 많고 외래도 바쁜 상황에서 제가 이 환자와 10분 이상 상담하면서 강조했던 4가지는 다음과 같습니다.

첫 번째, 이런 통증은 관절염과 상관없다. 당신뿐만 아니라 20~40대 젊은 직장 여성의 약 10% 정도가 이런 통증을 가지고 산다. 두 번째, 이 병은 오래갈 것이다. 그러므로 이를 인지하고 충분한 시간을 갖고 접근해야 한다. 세 번째, 이 상태만으로 관절염으로 진행되는 일은 결코 없을 것이며, 걱정하는 것처럼 치료 시기를 놓쳐 젊은 나이에 인공관절을 하거나 인생을 망칠 일은 없을 것이다. 네 번째, 이 병은 스스로 고칠 수 있다. 수술은 오히려 악화 요인이 될 것이니, 몸에 칼을 대지 않는 전략을 잘 세워서 내가 내 몸을 고칠 수 있게 한번 노력해보자.

환자는 처음에는 반신반의했지만 여러 병원을 돌아다니다가 종착역이라는 마음으로 저를 찾아왔기 때문에 이 말에 따르기로 했습니다.

진료 이후 이야기

앞으로의 치료 계획을 세우기 위해 스포츠의학센터의 과학적인 기구를 이용해 환자의 좌우 근력을 측정했습니다. 측정 결과, 평소 어떻게 굽 높은 구두를 신고 다녔는지 의심될 정도로 허벅지 앞쪽의 대퇴사두근이 약화되어 있었습니다. 정상 여성의 대퇴사두근 근력이 120N·m 정도라면 환자는 60N·m 정도로,

정상 수치의 반밖에 되지 않았습니다. 또한 체질량 지수(BMI)가 20 정도로 날씬한 편이었지만 평소 운동을 하지 않았고 근력이 좋은 편도 아니었습니다. 환자는 스포츠의학센터의 프로그램을 통해 근력을 강화하는 스쿼트, 런지 등을 포함한 근력 강화 운동을 시작했습니다. 짧은 치마를 입고 다리를 모으거나 쪼그려 앉는 자세를 포함한 생활습관 개선도 권유받았습니다.

초기에는 강력한 진통제를 처방해드렸습니다. 평소에도 하지 않던 운동을 통증 때문에 포기하는 일을 막기 위해서였습니다. 저는 운동하기 2시간 전에 진통제를 복용할 것을 권고하면서도 "약은 끊기 위해 먹는 것입니다. 그렇다면 어떻게 약을 끊을 수 있느냐? 근력이 강화되면 약 없이도 운동은 물론, 일상생활을 하는 데 별다른 어려움이 없어져서 약을 끊을 수 있을 것입니다. 아파서 운동을 포기하게 되면 다시 병원에 오기 전의 상태로 돌아가니 절대 그러지 마세요"라는 말과 함께 6주 안에 약을 끊을 것을 당부했습니다.

진통제 처방과 함께 초기에는 스포츠의학센터에서 일주일에 한 번씩 검사를 받도록 했습니다. 어느 정도 시간이 지난 후에는 3주에 한 번 정도 검사하며 경과를 확인했습니다. 환자가 운동을 위해 매번 번거롭게 방문할 필요가 없도록 점진적인 운동 과제를 내줘서 집과 가까운 스포츠센터에서 운동할 수 있도록 했습니다. 한 달에 한 번은 저를 만나 궁금한 점들을 질문하면서 비수술적 치료를 시작한 지 어느덧 6개월이 지났습니다.

환자는 더는 여러 병원을 전전하지 않게 되었고, 약간의 통증은 있으나 그 정도가 참을 수 있을 정도로 경감되었습니다. 심리적으로 무릎 통증에 대한 불안감이 많이 해소되었고, 앞으로도 꾸준히 노력하다 보면 건강을 되찾을 수 있다는 자신감을 얻었습니다. 저는 환자에게 지금처럼 노력하면서 조금씩 다음 단계로 넘어가다 보면 언젠간 병원에 오지 않고도 스스로 운동박사가 되어 무릎을 관리하게 될 거라는 메시지를 전달해드렸고, 환자는 자가 관리를 통해 병원을 찾는 횟수를 점차 줄이게 되었습니다.

앞무릎통증증후군이란
무엇인가?

만성 무릎 통증에 가장 중요한 치료법은 무엇일까? 그것은 역시
운동, 특히 근력 강화 운동이다. 근력 강화 운동 중에서도
편심성 운동을 통해서 근력을 강화해주는 것이 좋다.

앞 사례의 환자와 같이 앞무릎 통증은 젊은 나이에 많이 겪
는 질병입니다. 직장인 여성의 10% 정도가 이런 앞무릎 통증
을 가지고 있다고 합니다. 과거에는 이 병을 세분해서 나누었는
데, 원인 자체가 워낙 다양하다 보니 최근에는 그것을 다시 합쳐
서 앞무릎통증증후군(Anterior Knee Pain Syndrome)이라고 부르게 되
었습니다. '증후군'이라는 것은 단 하나의 원인이 아닌, 10개 이
상의 다양한 원인 중에 적어도 3~4개 이상이 나타날 때 붙여집
니다. 치료의 기본적인 원칙이 거의 같기 때문에 더는 세분해서
특수 검사를 하거나, 많은 시간과 비용을 들여서 구분해 접근하

는 것이 그다지 의미가 없다는 판단하에 앞무릎통증증후군으로 포괄하여 부르게 되었습니다. 슬개대퇴통증증후군(Patellofemoral Pain Syndrome, PFPS)과 혼용되어 쓰이고 있는데 같은 병을 뜻하는 용어입니다.

원인	특징
관절연골 손상	트라우마로 인한 과거력이 있음. 만약 유리체가 있다면 기계적인 증상이 발현될 수 있음.
골종양	통증이 서서히 퍼질 수 있으며, 뼈 구조에 압통이 있을 수 있음.
슬개골 연골연화증	트라우마로 인한 슬개골하 통증 및 검사 시 삼출액 소견이 나타날 수 있음.
호파병	통증과 압통이 슬개하 지방체에 국한됨.
장경인대증후군	일반적으로 외측대퇴상과 전체에 압통과 외측 통증이 발현됨.
외측슬개골 압박증후군	슬개골 부정렬은 앞무릎 통증으로 인한 외측슬개지지대의 긴장이 원인이 될 수 있음.
관절 내 유리체	증상이 다양함. 간헐적인 날카로운 통증, 잠김 혹은 삼출액 등이 나타날 수 있음.
오스굿슐라터병 (정강뼈거친면 뼈연골증)	청소년기 경골 결절에 붙는 슬개건에 압통과 부종이 나타날 수 있음.
박리성골연골염	증상이 다양함. 간헐적 통증, 부종, 삼출액 등이 나타날 수 있음.
슬개골 불안정/ 아탈구	슬개골의 움직임 혹은 불안정한 느낌을 동반한 간헐적 통증 및 부종이 나타날 수 있음. 무릎 잠김 현상은 유리체를 형성시킬 수 있음. 내측슬개지지대에 압통이 있을 수 있음.
슬개골 피로 골절	슬개골 전체에 직접적인 압통이 있을 수 있음.
슬개건염	슬개건 부위에 압통 발생. 만성일 경우 슬개건이 두꺼워질 수 있음.

슬개대퇴관절염	뚝뚝거리는 염발음 혹은 삼출액이 나타날 수 있음. 방사선상 뚜렷한 소견이 관찰됨.
슬개대퇴 통증증후군	체중이 실린 상태에서 무릎이 구부러질 때 앞무릎 통증 악화. 대부분 삼출액은 나타나지 않으며 슬개골의 비정상적인 충돌 현상이 나타날 수 있음.
거위발건염	통증이 주로 앞쪽보다 내측에서 발생. 거위발 점액낭에 압통.
추벽증후군	슬개골 내측 혹은 외측에서 발현. 증상이 있을 경우 검사 시 압통이 발생.
슬전낭염	트라우마에 따라 슬개골의 앞쪽 부종이 특징적으로 나타남.
대퇴사두구건염	대퇴사두근건 전체에 압통 발생.
고관절 혹은 요추 병리로 인한 연관통	증상은 통증의 기원에 따라 발생. 대부분 무릎 검사 시 정상 소견.
복재신경염	통증은 대부분 국소적이지 않으며 내측에서 나타남. 수술 과 거력으로 발생할 수 있음.
전방슬관절 충돌증후군	청소년기 슬개골 하극에 붙는 슬개건 부위에 압통 발생.
증상이 있는 이분슬개골	방사선상 뚜렷한 소견이 관찰되며 슬개골 전체에 직접적인 압통이 있을 수 있음.

표 3-1. 앞무릎통증증후군의 종류

앞무릎 통증의 원인

앞무릎통증증후군의 원인으로는 여러 가지가 있겠지만 무릎을 보호하고 있는 근육과 무릎을 악화시키는 생활습관 및 불균형한 운동량이 가장 주요한 원인이라고 볼 수 있습니다. 앞무

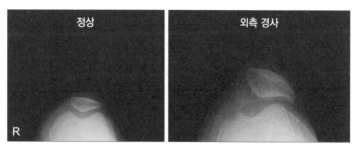

그림 3-1. (왼쪽) 정상 슬개골 엑스레이 사진 (오른쪽) 대퇴골의 홈에서 바깥쪽으로 아탈구된 슬개골 엑스레이 사진

릎, 특히 슬개-대퇴관절의 앞뚜껑뼈에 압력이 증가된 것이죠.

조금 더 세부적으로 살펴보겠습니다. 앞무릎통증증후군에는 바깥쪽으로 슬개골이 기울어지는 '외측슬개골압박증후군'이 많은데, 이는 바깥쪽으로 당기는 힘이 세지거나, 반대로 대퇴사두근 중 가장 중요한 근육이라고 할 수 있는 내측광근의 약화로 안쪽의 당기는 힘이 약해져서 생기는 것입니다.

외측슬개골압박증후군은 남성보다 여성에게서 많이 발견됩니다. 그 이유는 남성보다 여성이 골반은 훨씬 크면서 무릎은 안으로 모이게 되어 엑스(X)자로 꺾이는 작용이 생기기 때문입니다. 이때 슬개골은 바깥으로 빠져나가려고 하는 힘이 증가하게 되겠죠. 즉, 여성이 남성에 비해 이런 힘은 강하면서도 대퇴사두근의 근력은 약하기 때문에 앞무릎 통증을 더 많이 느끼게 되는 것입니다.

이외에도 바닥에 다리를 모으고 쪼그려 앉는 여성 특유의 자세라든지, 굽 높은 신발을 신고 계단을 내려가는 등의 악화 요인과 맞물릴 때 발생률이 높아지고 증상을 악화시킬 수 있습니다.

슬개건염 또한 앞무릎통증증후군과 관련이 있습니다. 전체 앞무릎통증증후군 환자 중에서 슬개건 자체에 염증이 일어난 경우가 3분의 1 정도를 차지합니다. 일반적인 무릎 통증과 다르게 슬개건염이 있으면 계단을 내려갈 때나 앉았다가 일어날 때 앞뚜껑뼈 밑부분에 칼로 도려내는 듯한 통증을 느끼는 경우가 많으며, 순간적인 무력감으로 다리가 휘청이며 꺾이기도 합니

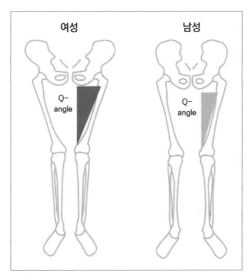

그림 3-2. 남성과 여성의 큐각(Q-angle) 비교. 여성이 남성보다 엑스자로 꺾인 다리 각도, 즉 큐각이 커서 앞무릎 통증이 더 많이 발생한다.

다. 사실 슬개건염은 MRI에서도 입증하기 어려운 병증이고 만성병으로 이어지는 경우가 많습니다.

무릎관절 안에는 지방체가 있는데, 이 지방체가 두꺼워지고 섬유화되어서 생기는 지방체감입증후군도 앞무릎통증증후군의 원인이 될 수 있습니다. 지방체가 두꺼워지고 섬유화되면 골내 압력을 증가시키기 때문입니다. 몸 자체의 긴장도가 높고 관절이 뻣뻣해도 골내 압력이 증가되기 때문에 통증을 느낄 수 있습니다.

앞무릎 통증의 또 다른 주요 원인 중 하나로 내측추벽증후군을 들 수 있습니다. 우리의 무릎 안에는 달걀 껍데기와 같은 얇은 막들이 있는데요, 나이가 어릴 때는 이 얇은 막들로 인해 관절을 이루는 뼈와 뼈 사이의 틈새인 관절강이 나누어져 있지만, 나이가 들어가면서 서서히 관절강이 하나로 합쳐지고 얇은 막들은 퇴화합니다. 그런데 인간에게는 꼬리가 없어도 꼬리뼈가 존재하듯이, 어떤 사람들의 무릎에는 퇴화된 막들이 여전히 존재하다가 슬개-대퇴관절에 압력이 증가되고 반복적으로 압박을 받으면 얇은 막이 두꺼워지면서 무릎에 걸리기도 합니다. 실제로 그렇게 많은 사례는 아니지만 일부 사람들에게서 그러한 막이 보인다고 해서 추벽증후군이라는 병명으로 부르고 있습니다.

명지병원 무릎관절센터에서는 일 년에 천 건 이상의 무릎 수술을 하고 있지만, 내측추벽증후군으로 인해 수술이 필요하나

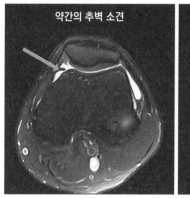
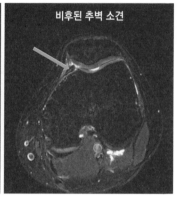

그림 3-3. MRI상 비후된 추벽 비교. 왼쪽 사진에서는 슬개골과 대퇴골의 홈 사이에 내측추벽(화살표)이 관찰되나 병적인 상태는 아니며, 오른쪽 사진에서는 내측추벽(화살표)이 병적으로 두꺼워져 있다.

고 인정받는 경우는 그중 1~2건에 불과합니다. 즉, 아주 드문 병이지요. 문제는 앞무릎 통증이 있는 환자의 MRI 검사에서 내측추벽이 보이면 병적인 상태가 아닌데도 내측추벽증후군이라는 병명을 붙이고 수술을 권유하는 사례가 많다는 점입니다. 만약 이런 진단으로 수술을 권유받으셨다면 수술이 꼭 필요한지에 관해 한 번은 제2의 의견을 들어보시길 바랍니다.

앞무릎 통증의 치료

앞무릎통증증후군에는 어떤 치료가 필요할까요? 앞무릎통증 증후군은 보통 6개월에서 2년 정도까지 통증이 지속되다가 호전되는 경우가 대부분이지만, 만성 통증이 되면서 장애가 남는 경우도 있습니다.

통증을 수치로 환산했을 때 가장 심한 정도를 10이라고 하면, 보통 3~4 정도를 우리가 통증으로 느끼게 됩니다. 3~4 정도의 통증은 주먹으로 가격을 당하거나, 약 1m 높이에서 떨어졌을 때 느끼는 통증이라고 생각하면 쉽게 감이 올 것 같습니다.

만성 통증은 환자가 가벼운 정도의 통증을 실제보다 예민하게 느끼는 것으로, 실제로 그 통증을 수치로 환산하면 1~2 정도에 불과합니다. 이런 만성 통증을 느끼는 사람들은 다른 이들보다 통증을 느끼는 커트라인, 즉 역치(threshold, 한계점)가 낮아진 상태입니다. 그래서 정도가 약한 자극, 심지어 정상적인 자극까지도 통증으로 느끼게 되죠. 예를 들어 계단을 내려갈 때는 평지를 걸을 때보다 체중의 5배 정도의 힘이 무릎에 실리게 되는데, 이를 아프다고 여기는 것입니다.

이렇게 진행된 만성 통증은 치료를 위한 해답을 찾기가 쉽지 않습니다. 통증이 3~4 정도가 되어야 통증 및 염증을 가라앉히는 진통소염제 계통의 약들이 작용하기 때문에 이런 환자들에게는 약효가 거의 들지 않습니다. 그렇다고 환자들이 느끼는 것을 정신적인 이상으로 치부할 수는 없으며, 만성 통증으로 인한 조건 반사라고 보고 있습니다. 기분 나쁜 자극이 계속 오는데, 자신도 모르게 낮은 자극 자체를 '이것은 통증이다'라고 인지하게 되어서 생기는 문제인 것입니다.

최근의 치료 경향을 보면 과거처럼 단순진통제 처방이 아닌, 뇌에 작용하여 통증의 역치를 낮춰주는 약들을 병용하는 추세입니다. 예민해진 통증 감각을 무디게 만들어 견딜 만하게 해주는 것이죠. 예를 들어 간질약으로 개발되었으나 최근에는 신경병증인 디스크로 인한 저림을 느낄 때 사용되는 약을 복용하면 만성 통증에 어느 정도 효과를 볼 수 있습니다. 또한 과거에 우울증약으로 개발되었던 여러 약들, 즉 복잡하고 불쾌한 감정에 대한 예민한 반응을 무디게 만들어주는 약들이 환자들의 만성 통증에 대처하는 데 도움을 줄 수 있습니다. 이는 단순진통제만 무턱대고 복용하는 치료는 좋지 않음을 의미합니다.

이런 통증들은 만성적으로 계속될 수 있는 만큼 다양한 비급여 치료들이 존재합니다. 사실 너무도 다양한 비급여 치료가 있는 탓에 모든 치료가 효과가 좋다고 할 수는 없지만, 일부는 어느 정도 효과가 있으므로 비급여 치료 영역에 관해서는 다음 글에서 다시 상세하게 설명하겠습니다.

그렇다면 만성 통증에 가장 중요한 치료법은 무엇일까요? 그

것은 역시 운동, 특히 근력 강화 운동입니다. 연구도 가장 잘 되어 있고, 어떤 경우든지 치료 효과가 좋다고 알려진 '레벨 1 치료법'이라고 볼 수 있습니다. 근력 운동 중에서도 편심성 운동을 통해서 근력을 강화해주는 것이 좋습니다. 편심성 운동은 근육이 이완되는 동안 무게를 지탱하면서 버티는 힘을 강화하는 운동을 말합니다.

근력 운동이라 하면 주로 수축성 운동이나 구심성 운동처럼 근육의 힘을 키우는 운동을 떠올립니다. 바벨을 들고, 아령을 들고, 무릎을 쭉 펴서 기구를 들어 올리는 대부분의 운동은 근파워를 중심으로 근력을 강화해주며 큰 근육들을 튼튼하게 해주는 운동입니다. 하지만 부상을 당한 환자들의 재활에는 이런 구심성 운동보다 근지구력을 키우는 편심성 운동이 적합합니다. 예를 들어 짧은 시간 안에 폭발적인 힘을 발산해야 하는 단거리 경주자보다는 지속적인 근력이 필요한 장거리 마라톤 선수에게 필요한 근육을 강화해주는 것이라고 할 수 있습니다. 편심성 운동을 할 때는 근력 강화뿐만 아니라 적절한 스트레칭을 병행하는 것이 중요합니다.

이처럼 무릎에 만성 통증이 있는 환자들은 편심성 운동을 통해 통증을 완화하고, 스쿼트나 런지처럼 근육이 늘어나면서 버티는 힘을 길러주는 운동과 적절한 스트레칭을 꾸준히 실천하면서 자신의 무릎 보호 기능을 강화할 수 있습니다. 이 과정은 인지 행동에 대한 여러 가지 문제점들을 극복할 수 있도록 바이오피드백(biofeedback)*과 함께 이루어져야 합니다. 치료 원칙 자체는 단순하지만, 그 효과를 환자가 스스로 느끼고 끌어 올리는 데 집중할 수 있도록 약 3개월간의 집중 치료 기간이 필요한 이유이기도 합니다.

---

* 우리 몸의 각종 생리 현상과 변화(심박수, 체온, 호흡, 혈압, 뇌파 등)를 여러 장비를 통해 측정하고 시청각적 정보를 제공하여 환자 스스로 근육 운동의 횟수와 강도 등을 조절하도록 돕는 치료법.

앞무릎통증증후군의
다양한 비급여 치료법

앞무릎통증증후군의 급여 치료에서 효과를 보지 못한 많은 환자들이
비급여 치료에 눈을 돌리고 있다. 이런 치료를 받고자 할 때는 여러
주의점을 잘 숙지하고 조심스럽게 접근해야 한다.

지금부터 앞무릎 통증을 치유하기 위한 다양한 주사치료법
과 비급여 치료법에 대해서 살펴보겠습니다. 비급여 치료란 급
여 치료에 속하지 않는 치료법입니다. 우리나라는 세계적인 의
료보험 모범 국가로, 의학적 근거가 높고 치료 효과가 객관적으
로 입증된 치료들에는 많은 경우 보험이 적용됩니다. 이렇게 보
험이 적용되는 치료를 '급여 치료'라고 합니다.

반면 만성 통증의 경우에는 지속적인 급여 치료로도 효과
가 크지 않거나 통증이 지속되기도 하는데, 이럴 때는 아직 치
료 효과가 명확히 입증되진 않았지만 새로운 의학직 시도로 건

강보험심사평가원의 인정을 받은 비급여 치료를 시도하기도 합니다. 비급여 치료는 병원에서 가격을 자율적으로 결정하기 때문에 부담스러운 비용만큼의 효과를 기대하기 어려울 수 있습니다. 따라서 치료 전에 의료진으로부터 충분한 설명을 들은 뒤 세심한 주의를 통해 선택해야 합니다.

별도로 비급여 치료들을 소개하는 이유는 앞무릎통증증후군이 대표적인 만성 통증 질환이기 때문입니다. 앞무릎통증증후군은 많은 환자가 급여 치료에서 효과를 보지 못해 광범위한 비급여 치료들이 시행되고 있는 영역입니다. 이런 치료를 받을 때 어떤 원리와 기전으로 어느 정도의 치료 효과를 기대할 수 있는지, 어느 정도의 치료가 적정한지를 알지 못해 궁금해하는 환자분들이 많습니다. 따라서 현재까지 연구된 의학적 근거를 중심으로 앞무릎통증증후군의 다양한 비급여 치료법에 관해서 알아보도록 하겠습니다.

체외충격파치료

체외충격파치료는 초음파를 활용합니다. 초음파의 강한 힘을 만성염증 부위에 가격함으로써 해당 부위에서 통증을 느끼는 말단 신경 종지를 직접 파괴하는 원리입니다. 급성기에 심한

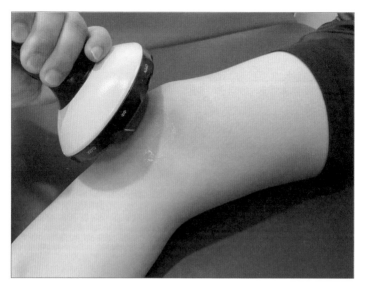

그림 3-4. 슬개건병증 부위에 체외충격파치료를 하는 모습

통증을 느끼면 통증을 이겨내고자 뼈에서 자체적으로 치유 물질을 분비한다는 점에서 착안한 치료법이지요. 만성적으로 치료를 기대하기 힘든 부위의 뼈에 자극을 주면 급성기와 같은 상황으로 전환되는데, 그때 분비되는 치유 물질을 통해 몸의 회복을 기대하는 것입니다.

아직 정확한 기전이 알려지지는 않았으나, 이 치료법은 요로결석처럼 요도에 돌이 있는 경우 이를 수술이 아닌 강한 초음파의 힘으로 부수어 빼내는 방식에서 착안했습니다. 스스로 만성염증을 치유할 수 있는 능력이 저하된 부위에 초음파로 강한 에너지를 주입하면 새로운 염증 치유의 환경이 조성될 것이라는 가설에 따라 임상에 적용한 치료법이지요.

이 치료법은 독일에서 처음 시작되었습니다. 다양한 연구가 진행되었지만 아직도 치료 효과에 대한 의견이 분분하고, 어느 기간 동안 몇 회의 시술을 해야 어느 정도의 결과를 얻을 수 있는지 등은 예측하기 어렵습니다. 또한 들인 비용만큼 치료 효과를 확인할 수 있는지(비용 대비 효과성) 등도 입증되지 않아 우리나라에서는 정식 의료보험 적용이 되지 않는 치료입니다. 무릎 분야에서는 슬개건염 치료와 더불어 드물게는 대퇴이두건염 치료에 시도되었습니다.

체외충격파치료를 시행할 때는 평균 3.2에서 3.5회 정도를 시술하는 것으로 알려졌습니다. 이런 집중형(focus type)의 경우 아주 강력한 에너지가 집중될 때까지 충격파를 계속 가해야 하므로 상당한 통증을 유발할 수 있습니다. 집중형은 충격파가 한 곳으로 집중되어 고에너지를 병변에 집중해서 전달하는 방식입니다. 에너지가 깊은 곳까지 전달될 수 있지만, 치료 범위가 좁다는 특징 때문에 회전근개나 슬개건 등 건염에 효과적이라고 알려졌습니다.

반면 치료 효과에 도달하지 못할 정도의 낮은 에너지로 50~100회까지 시술하는 사례도 종종 볼 수 있는데 이는 잘못된 치료, 즉 과잉 치료라고 볼 수 있습니다. 주치의를 통해 적절한 치료를 받은 이후 매번 치료 성적을 평가하고 추가로 치료 진행 여부를 결정하는 것이 중요하며, 통상적으로 중등도 질환에서는 5회 정도, 중증 질환에서는 10회 정도를 시행하는 것을 권장합니다.

국적/저자	대상	치료 기간	적용 방법	효과
① 이탈리아/ Vlupiani 등 (2007)	슬개건병증을 진단받은 74명의 운동선수	2일 간격으로 총 4회	• 1회당 0.08~0.44mJ/mm^2 • 1500~2500 타수	2년간 추적 관찰 결과 79.7%에서 유의한 결과를 얻음

②
네덜란드/
Zwerver 등
(2010)
	만성
	슬개건병증을
	진단받은
	19명의
	운동선수
		일주일
		간격으로
		총 3회
			• 1회당 0.35mJ/mm^2
			  → 0.52mJ/mm^2 →
			  0.65mJ/mm^2
			• 2000 타수
				1년간 추적
				관찰 결과
				증상 호전

③ 미국/ Furia 등 (2012)	만성 슬개건병증을 진단받은 33명의 일반인	1회	• 0.18mJ/mm^2 • 2000 타수	치료 후 1달/3달/1년 추적 관찰 결 과 통증 감소 및 기능 향상

표 3-2. 체외충격파치료를 슬개건병증에 적용한 해외 선행 연구. 2016년 9월 비급여 치료의 유용성 및 적정성 연구에서 만성 슬개건염병증에 체외충격파치료를 시행한 5개의 해외 연구를 분석한 결과, 3개의 연구에서 효과가 있으며 체외충격파치료 시 집중형과 방사형의 차이는 없다고 보고된 바 있다. [출처: ① Vulpiani MC, et al. "Jumper's knee treatment with extracorporeal shock wave therapy: a long-term follow-up observational study". *J Sports Med Phys Fitness* 2007;47(3):323~331. ② Zwerver J, et al. "Patient Guided Piezo-electric Extracorporeal Shockwave Therapy as Treatment for Chronic Severe Patellar Tendinopathy: A Pilot Study". *J Back Musculoskelet Rehabil* 2010;23(3):111~115. ③ Furia JP, et al. "A single application of low-energy radial extracorporeal shock wave therapy is effective for the management of chronic patellar tendinopathy". *KSSTA* 2012;21(2):346~350.]

증식요법

두 번째 비급여 치료로 '증식요법'이 있습니다. 만성 인대 손상, 만성 건염에 세포 증식을 유발하는 자극을 주어 자가 치료를 유도한다는 의미에서 증식요법(Prolotherapy, 프롤로테라피)이라는 이름이 붙여지게 되었습니다.

증식요법 또한 의학적 근거는 많지 않습니다. 이는 본래 포도당과 생리식염수를 섞어서 만성적으로 치료를 기대하기 힘든 부위에 주사하면 치유가 일어난다는 서양의 전통적 믿음에서 근거한 치료법입니다. 우리나라의 감초나 인삼이 여러 질환에 도움이 된다고 생각하는 것과 같다고 할 수 있겠죠. 기원전 4세기경인 히포크라테스(고대 의학을 집대성한 그리스의 의학자) 때부터 서양에는 포도당과 생리식염수의 성분이 몸의 조직을 치유하고 힘을 나게 해준다고 알려졌고, 1990년대에 들어오면서 만성적으로 치유가 힘든 슬개건염, 아킬레스건염 등의 건염들과 테니스엘보로 알려진 외측상과염을 비롯해 발목의 외측측부인대, 무릎의 내측측부인대 등 다양한 인대의 만성 파열 등에 적용해 왔습니다.

증식요법의 기본적인 원리는 고장액과 삼투압의 효과를 이용하는 것입니다. 고장액은 생리식염수와 고농도의 포도당으로 이루어졌는데, 이를 만성염증 부위에 주사하면 삼투압이 증가합니다. 그러면 스스로 치유가 되지 않는 병변 부위의 세포에서 물이 빠져나가게 되지요. 물이 빠져나가는 것을 방치하면 세포가 사멸할 수 있기 때문에 세포는 살아남기 위해서 자기 안에 물을 다시 끌어들입니다. 이때 세포 내에서 우리 몸에 쓰이는 에너지를 공급하는 기관인 미토콘드리아가 활성화되고, 조직을 치유하고자 하는 반응이 일어나게 됩니다. 이러한 기전들로 인해 증식이 일어난다는 가설하에 치료를 시행하는 것입니다.

증식요법 역시 체외충격파치료와 비슷하게 3주 간격으로 최대 3회 정도를 시행합니다. 하지만 실제로 만성염증 부위에 이러한 세포 내의 변화가 일어난다는 명확한 과학적 근거는 부족해서 최근에는 많이 쇠퇴하고 있는 치료법입니다. 국내에서 여전히 광범위하게 시행되는 것에 비해 연구가 많이 진행되어 있지는 않으며, 과잉으로 주사하게 되면 여러 오남용의 문제가 발생할 수 있다는 점을 명심해야 합니다.

PRP 주사치료

세 번째로 언급할 비급여 치료는 PRP(Platelet Rich Plasma, 자가 혈소판 풍부 혈장) 주사치료법입니다. 혈액은 여러 가지 성분으로 이루어져 있으며 그중에는 혈액을 응고할 수 있는 혈소판이라는 성분이 있습니다. 이 성분 안에 있는 알파과립(alpha granule)에는 조직이 망가졌을 때 다시 치유할 수 있는 성장인자(growth factor)라고 하는 단백질이 들어 있습니다.

성장인자는 줄기세포가 조직을 치유하는 작용을 할 때 끌어들이는 단백질로, 그 자체가 치유에 필요한 물질들을 함유하고 있습니다. 반대로 줄기세포가 여러 가지 세포로 분화할 때 성장인자로부터 신호를 받아 특정 타깃, 즉 연골이면 연골, 뼈면 뼈등을 변화시키므로 성장인자는 교량 역할을 하는 메신저라고 할 수 있습니다.

메신저로서의 성장인자는 커다란 가능성을 가지고 있습니다. 그렇다면 이 성장인자는 어떻게 얻을 수 있을까요? 혈액을 원심 분리하면 무겁고 붉은색을 띠는 적혈구는 바닥에 가라앉고, 진물처럼 맑고 가벼운 혈장은 위로 뜨게 됩니다. 그러면 적혈구와 혈장 사이에서 백혈구와 혈소판이 있는 약 10%의 층을 얻을 수 있는데, 이 층을 일컬어 '혈소판 풍부 혈장'이라고 합니다. 이런 방법으로 두 번의 원심분리를 통해 얻는 성분에는 혈소판 내 알파과립의 치유 물질이 충분히 함유되어 있습니다.

2009년, 미식축구 선수인 하인스 워드가 내측측부인대 손상으로 월드시리즈를 뛸 수 없는 상황에 처했습니다. 그때 PRP 주사를 맞고 2주 만에 경기에 참가해 공을 가진 채 상대편 골라인을 넘는 터치다운을 멋지게 성공시켰다는 기사가 〈뉴욕 타임

스〉에 실리면서, PRP의 다양한 조직 치유 효과가 미국 사회에서 주목받게 되었습니다.

이로써 최근에 만성 건염이 있거나 인대 손상을 입은 환자들에게, 특히 급성기 치유가 잘 일어나지 않는 환자들에게 PRP 치료가 조심스럽게 사용되기 시작했는데, 이 치료에 문제점이 있다면 성장인자의 '칵테일'이라는 점입니다. 이 말의 의미를 설명해드리겠습니다.

혈소판 내 알파과립에는 적어도 20개 이상의 다양한 성장인자가 존재합니다. 이 중에는 연골 분화에 도움이 되는 성분이 있는가 하면 반대로 분화를 방해하는 성분도 있고, 근육을 치유시키는 단백질이 있는가 하면 반대로 치유를 방해하는 단백질 역시 존재합니다. 즉, 너무 많은 성분이 칵테일처럼 섞여 있어서 어떤 요소에 의해 어떤 효과를 볼 수 있을지 예측이 어렵다는 의미입니다. 이 치료법이 입증된 과학이 되고 약재가 되려면 어떤 기전과 성분에 의해 치유 과정이 일어나는지가 정확히 밝혀지고 비용 대비 치유의 효과 또한 입증되어야 하는데 아직 그런 단계에 이르지 못했습니다.

우리나라에서는 PRP 치료가 만성 건염이나 만성 인대 손상에 적용되는 비급여 치료로 조심스럽게 연구되던 중 안타까운 일이 발생했습니다. 일부 병원에서 이 치료가 마치 관절염에도 효과가 있는 것처럼 과장·허위 광고를 하면서 고가의 관절염 치료제로 PRP가 쓰이게 된 것이지요. 이 일로 인해 PRP는 의학적 근거가 없는 것으로 판정을 받았고, 현재는 국내에서 치료가 허용되지 않고 있는 실정입니다.

<u>DNA 치료</u>

DNA 치료는 연어에서 추출한 여러 핵산의 모음을 몸에 주사해서 증식요법처럼 자극을 주는 치료법입니다. 이 핵산의 모음을 관절강 안에 주사하기도 하고, 힘줄 안에 주사하기도 합니다. 하지만 이 역시 근거가 부족한 치료법이므로 현재로서는 주의가 필요합니다.

∽

지금까지 언급한 모든 비급여 치료들은 앞무릎 통증이 비교적 잘 낫지 않고, 현재 기술의 약물치료나 주사치료 또한 잘 듣지 않아서 결국 궁여지책으로 나온 치료 방법입니다. 아직 비급여 치료인 탓에 가격이 책정되지 않아 부르는 게 값인데, 전통적인 치료보다 5배 비싸다고 5배의 효과가 있는 것은 아님을 명심해야 합니다. 비급여 치료는 작용과 효과에 대한 입증이나 과학적 연구의 한계가 분명합니다. 비급여 치료를 선택할 때는 해당 치료의 현재 성과뿐만 아니라 한계나 문제점, 여러 주의점도 잘 숙지하시고 조심스럽게 시술받으시길 권유합니다.

앞무릎통증증후군의
운동치료

운동을 통한 개선을 위해서는 개인의 노력과 상황에 따라
3개월에서 6개월 이상의 시간과 노력이 필요하다. 나을 수 있다는
긍정적인 생각을 가지고 충분한 시간과 노력을 투자해야 한다.

앞무릎통증증후군으로 고생하는 환자분들은 실제로 통증을
느끼는 역치보다 낮은 일상생활의 자세로도 통증을 느끼곤 합
니다. 예를 들어 계단을 내려간다거나, 앉았다 일어서는 동작처
럼 큰 자극이 아닌데도 무릎에 가해지는 체중 부담이 커지면 몸
에선 이를 통증으로 인식하는 것이지요. 이런 통증은 일상생활
에 불편을 주는 것은 물론, 잠재적으로는 건강에 대한 염려, 우
울감, 낮은 자존감 등으로 연결되어 정서적으로 부정적인 영향
을 줄 수 있습니다.

또한 시간이 갈수록 아픈 다리를 쓰지 않게 되고, 체중이 실

리는 동작은 반대편 다리에 의존해 생활하게 되겠죠. 결과적으로 아픈 다리의 허벅지 근육은 갈수록 위축되어 계단을 내려가거나 앉았다 일어서는 일상적 동작을 할 때 무릎관절을 지탱하기가 더 어려워집니다. 반면 반대편 무릎은 과도한 스트레스를 받게 되어 통증이 유발되는 악순환을 겪게 됩니다.

앞서 살펴보았듯이 이러한 만성 통증을 극복하는 데 가장 입증된 치료 방법은 운동입니다. 약해진 허벅지 근력을 반대편 다리 근력만큼 키우는 정도의 운동으로도 통증 개선을 기대할 수 있습니다. 문제는 환자 대부분이 이미 마음속에 운동에 대한 부담과 통증에 대한 두려움을 가지고 있다는 것입니다. 운동을 시작하려는 동기 부여가 잘 되지 않고, 운동 초기에 통증을 느끼면 쉽게 포기하면서 다시 '병원 쇼핑'을 하는 환자들이 많습니다.

운동치료는 의지와 자신감이 낮아진 환자들과 함께 통증의 원인을 구분해보고, 환자가 운동하고자 하는 의지를 다질 수 있도록 상담하고 교육하는 것에서부터 시작합니다. 또한 오랫동안 약해진 신체를 과학적으로 측정하여 환자 개개인의 수준에 맞는 운동 프로그램을 처방하고, 꾸준히 발전시켜 중장기 목표에 도달할 수 있도록 도와주는 과정입니다.

상담과 교육

앞서 말한 대로 운동치료는 전문가와의 상담에서 시작합니다. 환자가 능동적으로 통증의 원인과 그 해결책을 정리하고, 운동으로 개선할 수 있는 부분은 어떤 것이며 어떻게 치료를 해나가야 하는지를 찾아갈 수 있도록 돕는 과정입니다.

병원에서는 환자들의 통증에 대한 심리 상태를 분석하기 위해 '공포-회피 반응 설문지'를 사용합니다. 심리 상태를 분석한 후에는 환자가 가진 두려움을 해소하고 자신감이 증진되도록 돕는 과정을 거치게 됩니다. 젊은 사람들의 앞무릎 통증은 국제적으로도 워낙 흔한데, 명지병원에서는 약 5년 전부터 유럽의 복지국가 스웨덴의 홀튼연구소에서 개발한 '인지적 재활 프로그램(Cognitive Rehabilitation Therapy)'을 활용하여 좋은 반응과 효과를 얻고 있습니다. 이 인지재활 프로그램은 일종의 지속노출치료(Prolonged Exposure Therapy, PE)입니다. 환자들이 가진 두려움과 통증에 대한 다양한 심리 반응을 완화시켜 기능적 수준을 개선해주고 자신감 증진에 도움이 되는 효과가 있습니다.

한국판 공포-회피 반응 설문지

(Korean version of Fear-Avoideance Beliefs Questionnaire)

아래의 항목은 환자들이 느끼는 통증에 대해 표현한 내용입니다. **걷기, 달리기, 무릎 구부리기,운전 등의 신체적 활동이 본인의 무릎 통증에 얼마나 영향을 주는지 또는 영향을 줄 것 같은지**를 각각의 항목에 대해 "0(전혀 그렇지 않다)"에서 "6(확실히 그렇다)" 까지의 숫자에 표시해 주시기 바랍니다.

	전혀 그렇지 않다			그저 그렇다			확실히 그렇다
1. 나의 통증은 신체적 활동으로 인해 생겼다.	0	1	2	3	4	5	6
2. 신체적 활동은 나의 통증을 악 화시킨다.	0	1	2	3	4	5	6
3. 신체적 활동은 내 허리를 상하 게 할지도 모른다.	0	1	2	3	4	5	6
4. 나의 통증을 악화시킬 수도 있 는 신체적 활동들을 해서는 안 된다.	0	1	2	3	4	5	6
5. 나의 통증을 악화시킬 수도 있 는 신체적 활동들을 할 수 없다.	0	1	2	3	4	5	6

그림 3-5. 한국판 공포-회피 반응 설문지 일부

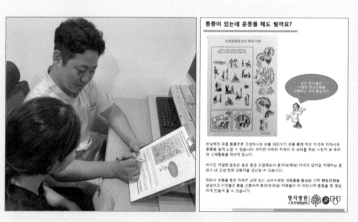

그림 3-6. (왼쪽) 인지재활 프로그램의 실제 적용 모습 (오른쪽) 명지병원에서 사용하는 인지재활 프로그램 설명 책자

신체수행평가

운동을 본격적으로 시작하기 전에 '신체수행평가'를 실시합니다. 이는 무릎의 기능과 근력, 그리고 하체 각 근육의 유연성 등을 과학적으로 검사한 후, 개개인에게 맞는 맞춤형 운동 프로그램을 제시하기 위한 검사입니다. 검사 결과를 기반으로 중기 목표를 설정하고 환자의 동기 부여도 도울 수 있습니다.

신체수행평가는 환자의 정기 방문 때마다 점검하게 됩니다. 환자 스스로 개선된 부분과 그렇지 않은 부분을 확인하고 운동 치료 효과를 객관적으로 평가할 수 있어서 중요한 절차라고 할 수 있습니다.

신체수행평가에 활용되는 검사로는 크게 근력 검사, 유연성 검사, 하지의 기능적 부정렬 검사가 있습니다. 하지 기능 부정렬 평가는 뒤에서 자세히 알아보고, 이번에는 근력 검사와 유연성 검사에 관해 살펴보겠습니다.

1. 근력 검사

근력 검사에는 '근관절 동적 평가 기기(Cybex/Biodex dynamometer)'라는 고가 장비를 사용합니다. 관절의 힘을 측정할 수 있는 이 기계를 통해 초당 60도 검사로 최대 신전과 굴곡력을 검사하며, 초당 180도 검사로 근지구력을 평가합니다. 좌우의 근력 차이, 평균적인 연령·성별·체질량 지수와 비교한 환자의 근력 등을 객관적으로 평가하여 개선 목표를 세울 수 있습니다.

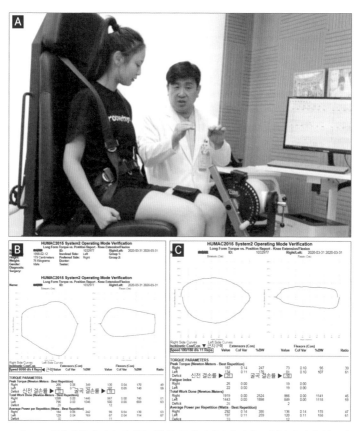

그림 3-7. 근관절 동적 평가 기기를 이용한 근력·근지구력 평가 모습(A)과 결과지(B, C)

① 허벅지 뒷근육 유연성 검사

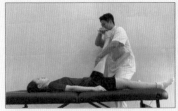

② 허벅지 앞근육 유연성 검사

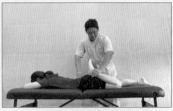

③ 가자미근 유연성 검사

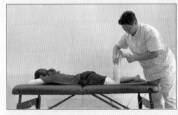

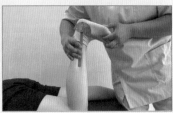

④ 비복근 유연성 검사

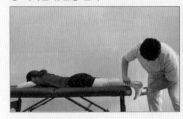

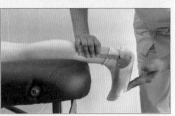

⑤ 체중을 이용한 발등 굽힘 유연성 검사

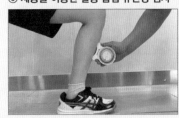

⑥ 유연성 검사 결과지

Flexibility test	degree	Normal
SLR(passive)		⟩80°
Quadriceps(prone)		⟩130°
Soleus(prone90° flex)		⟩20°
Gastrocnemius(prone)		⟩12°
Weight bearing DF		⟩50°

Ober test	Result	
	In : (+ , -)	
	Uni : (+ , -)	

Thomas test	Result	
	In : (+ , -)	
	Uni : (+ , -)	

그림 3-8. 유연성 검사 과정

2. 유연성 검사

하지 각 근육의 유연성 검사를 할 때는 허벅지 앞쪽의 대퇴사두근, 뒤쪽의 햄스트링, 종아리 근육, 발목 등을 종합적으로 평가하여 하지 전체의 운동 프로그램을 설정할 수 있습니다. 이러한 신체수행평가를 통해 무릎관절 주변 근육뿐만 아니라 엉덩이 관절을 밖으로 벌리고 뒤로 돌리는 기능(외전, 외회전)을 개선·회복시키는 운동 및 하지 근신경 조절 훈련을 시행하기 위한 기본 정보를 얻게 됩니다.

운동 프로그램의 구성 및 실시

신체수행평가를 하고 나면 환자의 수준에 맞는 단계별 운동 프로그램을 계획합니다. 운동 프로그램은 크게 4단계로 구성되는데, 통증에 대한 환자의 두려움을 개선하는 것을 시작으로 하지 유연성 강화, 기능적 부정렬 평가, 근력 약화와 불균형 개선 등이 차례로 이뤄집니다. 정기적인 방문 때 이 요소들을 평가하여 다음 단계로 넘어갈 수 있는지를 확인하게 됩니다. 이 4단계 운동 프로그램에 대해 조금 더 상세히 살펴보겠습니다.

1. 통증에 대한 심리적 두려움 개선

첫 번째 단계에서는 환자가 느끼는 통증에 대한 두려움을 완화하는 데 중점을 둡니다. 통증이 장기간 지속되면 환자는 신체활동에 두려움을 느끼고 스스로 제한을 두곤 합니다. 따라서 증상이 나타나는 이유와 증상을 줄이기 위해 무엇이 필요한지 등을 이해하는 교육 과정이 필요합니다. 특히 적절한 운동을 통한 자극은 좋은 통증 조절제가 되며, 엔도르핀을 생성시켜 중추신경계로 가는 통각 자극(통증을 일으키는 자극)의 입력을 억제하는 역할을 합니다. 이러한 교육을 통해 통증에 대한 환자의 두려움을 완화하고, 운동에 대한 부정적 인식과 두려움을 줄이면 운동 효과를 증대시킬 수 있습니다.

그렇다면 적절한 운동 방법으로는 무엇이 있을까요? 무릎 주변 부위만 강조하는 운동보다는 전신에 작용하는 복합적인 운동이 좋으며, 강도 높은 운동보다는 적정 강도로 여러 번 하는 운동이 효과적입니다. 관련한 선행 연구를 살펴보면 이러한 운동은 변형되고 약화된 근신경 조절 능력을 회복하는 데 긍정적인 영향을 주고, 통증 및 일상생활 움직임 개선에 좋은 결과를 준다고 합니다. 따라서 자신의 몸 상태에 맞는 적정 수준 내에서(envelop of function) 여러 번 반복하는 전신운동 프로그램을 설계하고 서서히 신체가 적응할 수 있도록 해야 합니다.

이 시기에는 특히 앞무릎 통증에 위험한 요인을 피하는 것이 중요합니다. 무릎에 가해지는 압력을 연구한 선행 연구를 살펴보면, 걷기는 체중의 0.5배, 계단 오르내리기는 체중의 3~4배, 쪼그려 앉기는 체중의 7~8배가량의 압력을 증가시키는 것으로 나타났습니다. 만약에 바닥에 쪼그려 앉는 생활을 오래 했다면 앞으로는 이러한 활동을 줄이고 의자와 소파를 이용하는 등 통증이 더 악화되지 않도록 생활습관에 변화를 주어야 합니다.

2. 하지 유연성 강화 운동

첫 번째 단계에서 만성 통증에 의한 신체 활동의 두려움 및 운동에 대한 반감이 줄어들거나 사라지면, 두 번째 단계인 하지 유연성 강화 운동을 시작할 수 있습니다. 이 단계의 핵심은 무릎 주변을 감싸는 근육들의 유연성 회복과 발목 주변 부위의 가동성 회복에 있습니다.

유연성 강화 운동이 필요한 이유는 무엇일까요? 그 이유를 쉽게 비유해보겠습니다. 만일 A의 목에 느슨하게 올가미를 감고 B가 앞에서 줄을 잡아당기면 A는 목 뒤쪽이 아프다고 말할 것입니다. 밧줄을 잡아당기는 것을 멈추면 A의 목 통증은 없어지겠죠. A의 목 자체에는 통증을 느낄 만한 문제가 없었으며, 목은 단지 잡아당기는 것을 느낄 수 있는 끝 지점이었을 뿐입니다. 이처럼 무릎 주변 부위의 근육들이 비정상적으로 과도하게 긴장하고 있으면 무릎관절에 강한 압박력 및 비정상적인 움직임에 의해 통증을 일으킬 수 있습니다. 또한 발목 가동성의 약화는 특히 점프 착지를 많이 하는 농구와 같은 스포츠 현장에서나 계단을 내려가는 동작에서 무릎에 통증을 일으키는 원인으로 작용할 수 있습니다.

따라서 두 번째 단계에서는 하지 유연성 평가를 통해 자신에게 맞는 유연성 강화 운동을 일주일에 5번, 하루에 3~5회, 1회당 20초 이상 실시하여 하지 근육과 발목 가동성을 강화하게 됩니다.

3. 하지 기능 부정렬 평가

세 번째 단계에서는 움직임 상태에서 하지의 기능적인 정렬 상태를 평가합니다. 유명 학회지 〈KSSTA〉에 실린 한 연구에 의하면 하지의 기능적 부정렬은 전방 무릎 통증을 일으키는 원인이며, 실제로 많은 앞무릎 통증 환자들에게서 나타나는 중요한 문제점으로 제시되었습니다.[*]

명지병원 스포츠의학센터에서는 이러한 문제점을 평가하기 위해 '레터럴 스텝다운 테스트(Lateral step-down test)'를 활용합니다. 이 동작을 5회 실시하는 동안 어깨와 몸통 및 골반의 정렬

---

[*] Werner, S. "Anterior knee pain: an update of physical therapy". *Knee surgery sports traumatology arthroscopy* 2014;22(10):2286~2294.

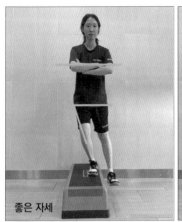
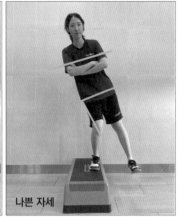

좋은 자세   나쁜 자세

3-9. 신체의 불균형 평가를 위한 레터럴 스텝다운 테스트

상태, 무릎과 발 위치 정렬 상태를 확인하여 신체의 불균형을 평가하고 있습니다. 만약 무릎 통증과 연관된 부적절한 자세를 하고 있다면 운동하는 동안 하지의 적절한 자세를 유지하는 것을 목표로 운동 프로그램을 구성해야 합니다.

　아일랜드 학자인 윌슨(Wilson) 등이 발표한 연구 결과에 따르면 슬개-대퇴관절에 통증이 있는 여성들은 증상이 없는 같은 나이의 대조군과 비교했을 때 고관절 외전과 외회전 기능이 상당히 약화되어 있었습니다.[**] 따라서 자세가 불안정하다면 엉덩이

＊＊　Ireland ML, et al. "Hip strength in females with and without patellofemoral pain". *J Orthop Sports Phys Ther* 2003;33(11):671~677.

주변 근육(대둔근 및 중둔근) 강화 운동과 하지의 근신경 조절 훈련
을 중점적으로 해주는 것이 좋습니다.

4. 근력의 약화 및 불균형 개선

마지막 단계에서는 근력 약화와 불균형을 측정하고 개선하
는 프로그램이 시행됩니다. 먼저 앞무릎 통증에 직접적인 영향
을 미치는 허벅지 앞뒤 근육 근력 검사를 통해 근력의 약화 및
불균형을 측정한 후 높은 수준의 하지 근력 회복을 위한 운동 프
로그램을 진행합니다.

특히 4개의 근육으로 구성된 대퇴사두근에서 무릎 안쪽에 위
치하여 안정성을 담당하는 내측광근의 약화가 무릎 통증 환자
들에게 많이 나타나고 있습니다. 이는 결과적으로 슬개골의 정

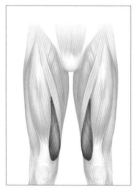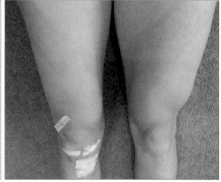

그림 3-10. 내측광근의 해부학적 위치(왼쪽)와 대퇴사두근 근위축 사진(오른쪽)

상적인 움직임을 방해하고 일상적 활동 중에 무릎에 비정상적인 압력을 증가시켜 통증을 유발할 수 있습니다.

앞무릎 근육이 균형을 이루기 위해서는 약화된 내측광근의 정상적인 근력 향상에 중점을 두어야 하며, 하지 근력 강화를 위해 부록 '앞무릎 통증 치료를 위한 프로그램(121쪽)'에서 소개되는 내측광근의 선택적 강화 운동을 권장하고 있습니다.

∞

지금까지 앞무릎통증증후군의 치료를 위한 운동 프로그램에 대해 알아보았습니다. 하지 근육의 유연성 향상과 올바른 정렬 상태 유지, 그리고 적정 수준의 근력 향상과 불균형 개선이 이루어지면 앞무릎(슬개-대퇴관절)에 가해지는 스트레스가 감소함은 물론, 계단을 내려갈 때나 달리기 등의 활동을 할 때 갑옷처럼 무릎을 보호해줄 수 있습니다.

운동할 때 주의 사항으로 환자분들에게 당부드리고 싶은 것이 있습니다. 초기 근력 강화 운동을 할 때는 자기 통증 척도가 10점 만점 중 5점 이상으로 커지지 않는 운동 범위 내에서 실시해야 한다는 것입니다. 체중을 지지하는 운동, 예를 들면 스쿼트와 같은 운동은 무릎 굴곡 각도가 60~90도 범위에서 슬개-대퇴관절에 가해지는 압력이 높은 것으로 나타났습니다. 반대로 체중을 지지하지 않는 운동, 예를 들면 레그 익스텐션과 같은 운동은 무릎 굴곡 각도가 0~30도 범위에서 슬개-대퇴관절에 가해지는 압력이 높은 것으로 보고되고 있어, 이 범위에서 자신의 무릎에 통증이 있는지 등을 파악하여 초기의 운동 범위를 조절해야 합니다. 모든 운동이 약이 되는 것은 아니며, 처음부터 과한 의욕으로 지나친 운동 강도와 시간을 설정하게 되면 오히려 통증을 악화시킬 수 있으므로 주의해야 합니다.

앞무릎 통증을 일으키는 원인은 워낙 다양합니다. 환자 개개인의 상태가 모두 같지 않으므로 최대한의 운동 효과를 발휘하기 위해서는 자신의 일상생활 활동 자체에 어떤 문제가 있지는 않은지, 무릎 주변 부위와 연관된 유연성에 문제가 있는지, 기능적인 움직임에서 하지의 정렬에 문제가 있는지, 근력의 약화나 불균형 문제가 있는지 등을 파악해야 합니다. 그런 후 개인의 상태에 맞는 운동 프로그램을 구성해서 실시해야 좀 더 빠르고 효율적으로 앞무릎 통증을 완화할 수 있습니다.

마지막으로 운동을 통한 개선은 하루아침에 이루어질 수 없다는 점을 당부드리고 싶습니다. 각자의 상태에 따라, 또는 운동의 진행 상황에 따라 최소 3개월에서 길면 6개월 이상의 시간과 노력이 필요할 수 있습니다. 나을 수 있다는 긍정적인 생각을 가지고 운동에 충분한 시간과 노력을 투자해야 좋은 결과를 얻을 수 있을 것입니다.

진료실 단상(1)
앞무릎통증증후군에 대해

앞무릎통증증후군의 개선을 위해선 자신감을 갖는 것이 무엇보다
중요하다. 전문가의 도움을 받으면서 스스로 관리하다 보면 충분히
개선될 수 있으리란 자신감을 갖고 치료에 임해야 한다.

앞무릎 통증으로 진료실을 방문한 환자들을 볼 때마다 많은
고민을 합니다. 앞무릎 통증의 원인이 워낙 다양해서 여러 가지
치료법이 존재함에도 불구하고 드라마틱하게 해결될 수 없다는
문제 때문입니다. 앞무릎 통증의 원인은 잘못된 생활습관에 있
을 수 있고, 혹은 성격적인 문제나 오랫동안 누적되어온 운동 부
족에 의한 운동부족병(Hypokinetic Disease)에 있을 수도 있습니다.
환자들은 병을 고치기 위해 명의를 찾아 여러 병원을 전전하고,
그런데도 각종 치료에서 좋은 효과를 보기 힘들어 결국 값비싼
비급여 치료에 접근하게 되면서 비급여 치료 분야가 활성화되

고 있습니다.

한 연구에 따르면 앞무릎 통증을 3개월 이상 만성적으로 느끼는 여성의 38%가 우울증을 앓고 있다고 합니다. 그만큼 스트레스를 주는 통증은 계속되지만 치료가 쉽지 않아 정신적·육체적 고통이 크다는 것입니다. 6개월 이상 지속된 통증으로 적어도 다섯 군데 이상의 병원을 돌아다닌 환자, 언제든 울 것 같이 눈물을 글썽이는 환자를 보면서 정형외과 의사이자 무릎 전문의인 저조차 '과연 이 병이 정형외과적 치료만으로 해결될 수 있는 문제인가' 하는 의문이 들기도 합니다.

또한 의사는 외래를 통해 어떻게든 환자를 설득해서 스스로 운동을 하고 일상을 변화시키도록 도와야 하는데 이 부분이 가장 어렵게 느껴집니다. 늘 같은 일상에서 같은 통증을 느끼며 살아온 환자가 마음을 고쳐먹고 자신의 일상 전반을 바꾸기란 결코 쉽지 않겠죠. 오히려 수술이나 입원을 통해 집중적인 치료를 받는 편이 더 수월합니다. 사실 그러다 보니 너무 틀에 박힌 듯한 치료만으로 얻을 수 있는 것이 별로 없습니다. 환자가 3개월에 달하는 초기 치료를 받을 때, 일주일에 한 번은 병원에 와서 왜 내가 이런 치료를 받아야 하는지, 이 치료의 효과가 무엇인지, 어떤 운동을 해야 하는지를 지속적으로 상담하고 교육받을 수 있어야 합니다. 하지만 이 일은 의사 한 명의 것은 아니며 간호사, 운동치료사, 물리치료사 등 많은 전문가가 일치된 의견으로 접근해야 환자의 인생을 도울 수 있습니다.

앞무릎통증증후군으로 고생하시는 환자분들께서 꼭 기억하셔야 할 것들을 몇 가지 말씀드리겠습니다. 먼저 자신감을 갖는 것이 중요합니다. 오랫동안 지속되어온 만성 통증이 결국 관절염으로 진행되어 관절이 다 망가지고 나아가 인생이 망가지지는 않을까 하고 많은 분들이 걱정하시지만, 전문가의 도움을 받고 스스로 관리하다 보면 충분히 개선될 수 있으리란 자신감을 갖고 임하셔야 합니다.

두 번째로 병원을 이곳저곳 자주 바꾸는 것은 치료에 매우 좋지 않은 영향을 미칠 수 있습니다. 따라서 병원을 바꾸기보다는 이 병을 스스로를 관리하겠다는 굳은 의지를 통해 몸의 자세와 생활습관부터 개선해가야 합니다.

세 번째로는 꾸준히 운동을 하고자 할 때 가장 큰 걸림돌은 통증에 대한 낮아진 역치, 즉 예민성임을 자각해야 합니다.

환자분들은 이 세 가지를 명심하면서 생활 속 운동을 실천하고, 의료진들은 환자가 꾸준히 앞으로 나아갈 수 있도록 지속적인 동기 부여와 긍정적인 마인드 유지에 힘을 쏟아야 합니다. 환자와 의료진 모두의 노력이 결합할 때 비로소 좋은 결과를 얻을 수 있습니다.

이처럼 어려운 여건 속에서 환자의 인생을 바꾸는 작업은 굉장히 중요한 반면, 큰 수익을 낼 수 없는 분야라 인기가 없고, 열정과 시간을 들여도 환자들이 크게 바뀌지 않는 모습을 보일 때면 보람도 높지 않은 것이 사실입니다. 그럼에도 불구하고 누군가는 이런 일에 계속 뛰어들어야 하며, 다양한 시도를 통해 기본 원칙을 지키면서도 효과적인 치료 방법을 계속해서 강구해야 합니다. 환자분들의 인식 개선과 의료진의 노력, 그리고 치료법의 발전을 통해 상황이 점차 나아질 것으로 기대하고 있습니다.

앞무릎 통증 치료를 위한 운동 프로그램

1. 중둔근 강화 운동

① 중둔근 강화 운동

② 중둔근 강화 운동

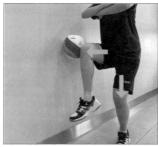

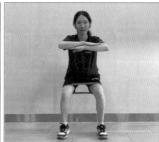

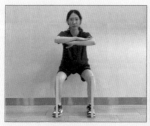

좋은 자세

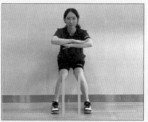

나쁜 자세

③ 중둔근 강화 운동

④ 중둔근 강화 운동

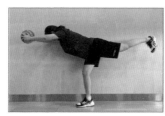

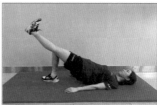

2. 엉덩이 주변 근육 강화 운동

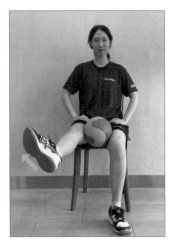

1) 의자에 바로 앉은 자세에서 무릎 사이에 공을 끼웁니다.

2) 통증이 있는 쪽 고관절을 바깥 돌림한 후 무릎을 최대한 신전 시킵니다.

3. 하지의 근신경 조절 운동

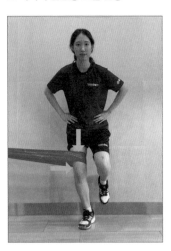

1) 한 발(통증이 있는 쪽)로 바로 선 자세에서 탄력밴드를 무릎 안쪽에 감습니다.

2) 탄력밴드 저항을 버티며 60도 한 발 스쿼트를 합니다.

4. 계단 오르내리기 운동

① 계단 내려가기

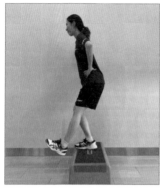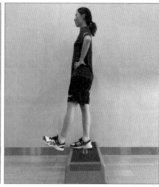

1) 스텝박스 위에서 통증이 있는 쪽 다리로 5초에 걸쳐서 천천히 앞으로 내려옵니다.
2) 처음에는 낮은 스텝박스에서 시작해서 점진적으로 높이를 증가합니다.

② 경사판 위에서 한 발 스쿼트

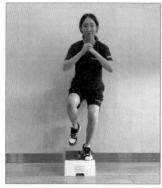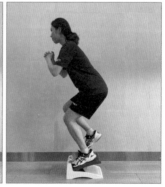

1) 경사판 위에서 한 발(통증이 있는 쪽)로 바로 선 자세를 취합니다.
2) 5초에 걸쳐서 천천히 60도 한 발(통증이 있는 쪽) 스쿼트를 합니다.

5. 유연성 운동

① 허벅지 뒷근육 스트레칭

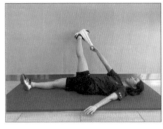 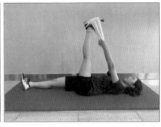

② 허벅지 앞근육 스트레칭　　　③ 허벅지 옆근육 스트레칭

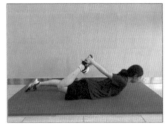 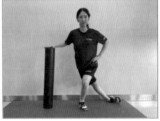

④ 허벅지 앞근육 스트레칭

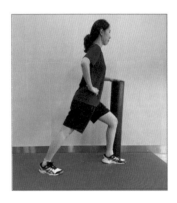

6. 전신 복합 운동 프로그램(1)

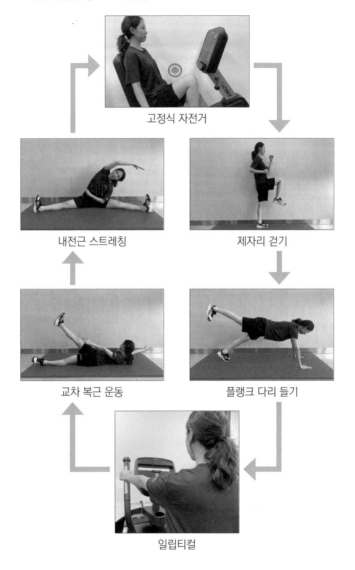

고정식 자전거

내전근 스트레칭

제자리 걷기

교차 복근 운동

플랭크 다리 들기

일립티컬

7. 전신 복합 운동 프로그램(2)

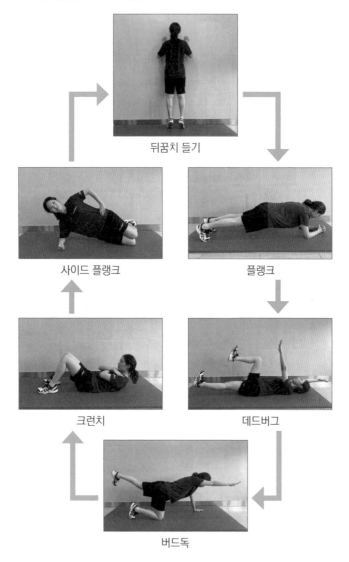

뒤꿈치 들기

사이드 플랭크

플랭크

크런치

데드버그

버드독

Chapter 4

40대
무릎이 아파요

반월상연골 파열:
횡파열 & 부착부 파열

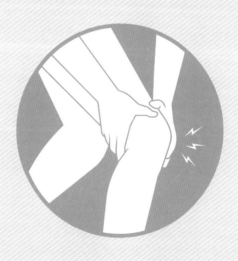

이번에는 40대의 대표적 질환으로 '내측반월상연골 파열'을 다뤄보 겠습니다. 이 질환은 20세 이후 성장이 완료된 어느 나이에서도 올 수 있으나 주로 40대 연령층부터 병원을 찾게 되어 40대의 질환으 로 소개합니다. 또한 내측반월상연골 파열은 운동 중 외상으로도 올 수 있으나, 여기에서는 쪼그려 앉는 등 생활습관으로 인해 관절 뒤 쪽이 짓이겨지면서 발생하는 퇴행성 파열의 사례를 살펴보고자 합 니다.

퇴행성 파열은 관절염 진행이란 관점에서 볼 때 두 가지 상반된 파 열 양상이 있습니다. 먼저 횡파열은 파열로 인한 증상과 통증이 있 음에도 불구하고 관절염으로 잘 진행되지 않아서 비수술적인 방법 으로 치료할 수 있습니다. 그러나 부착부(후방 뿌리부) 파열은 초기 의 극심한 통증이 가신 이후에는 통증이 경미해지곤 하지만 관절염 의 진행 속도가 빠를 수 있어서 적극적인 치료를 필요로 합니다. 이 각각의 경우에 대해 알아보겠습니다.

반월상연골 횡파열의
원인과 수술치료

반월상연골 횡파열은 환자들이 손상 발생에 대한 기억이 특별히 없고,
심각한 부상으로 인한 것도 아닌 점이 특징이다. 주로 일상생활 중
불편감을 느껴 병원을 찾았다가 우연히 발견하는 경우가 많다.

진료실 이야기

평소에 안 하던 등산을 한 후 무릎이 아파서 병원을 찾은 43
세 남성의 사례입니다. 당시 남성이 찾아간 병원에서는 무릎에
문제가 있을지도 모르니 MRI 검사를 해보자고 권했다고 합니
다. 그 결과 반월상연골의 파열을 발견했고, 이를 방치할 경우
관절염이 이르게 진행될 수 있으니 수술하자는 이야기를 듣게
되었습니다.

환자는 평소에 스포츠 활동을 심하게 하지 않았으며, 최근

운동 중 심각한 부상을 입은 적도 없었습니다. 단지 등산 이후 계단을 내려갈 때 무릎 통증을 조금 느꼈고, 앉았다가 일어설 때 시큰한 느낌과 함께 무릎이 불편하다고 했습니다. 우리 병원을 찾아온 이유는 수술만 하면 이런 증상이 다 없어지고 다시 원래대로 안 아프게 될 것이라는 기대에서 수술 잘하는 병원을 찾아온 것이라고 했습니다.

하지만 진료실에서 환자의 무릎을 구부리면서 비틀어 반월상연골을 압박하는 맥머레이 검사와, 무릎을 비틀어 통증을 유발하는 지점을 찾는 애플리 검사를 시행해보니 모두에서 심각한 양성 소견이 나오지 않았습니다. 반면 환자의 허벅지 상태를 관찰해보니 허벅지 앞쪽 근육인 대퇴사두근의 위축이 현저했고, 통증 부위가 MRI에서 발견한 무릎 뒤쪽의 반월상연골 횡파열 부위가 아니라 무릎 앞쪽의 슬개골 밑이라는 것을 알게 되었습니다.

저는 이 환자가 느끼는 통증과 시큰함, 불편함이 반월상연골 파열에 의한 증상이 아닌 대퇴사두근의 약화에 따른 증상이라고 판단했습니다. 따라서 환자의 증상을 개선하기 위해 대퇴사두근을 강화하는 근력 운동을 3개월 정도 지속하기를 권유했고, 수술적 치료가 필요하지 않다는 점도 설명했습니다.

환자는 권고를 따라 열심히 근력 운동을 했습니다. 3개월 후에 다시 봤을 때는 계단을 내려갈 때의 통증이 예전보다 많이 줄

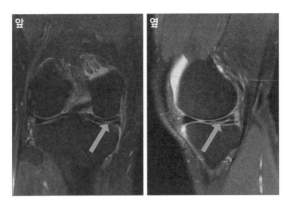

그림 4-1. 내측반월상연골 횡파열 환자의 MRI 사진. 앞면과 옆면 모두에서 까만 삼각형으로 보여야 할 반월상연골에 가로로 하얀색 줄(화살표)이 보이는데, 반월상연골의 찢어진 부위에 관절액이 새어 들어가 하얗게 보이는 것이다.

었고, 각종 반월상연골 검사에서도 전부 음성 판정을 받았습니다. 환자도 더는 수술의 필요성을 느끼지 못했고 현재의 무릎 상태에 만족하고 있었습니다. 이후 환자는 정기적으로 검진만 하면서 운동을 통해 계속해서 비수술적 치료를 하고 있습니다.

반월상연골의 역할과 파열의 원인

우리의 무릎은 둥근 윗다리뼈(대퇴골)와 평평한 아랫다리뼈(경골), 앞뚜껑뼈(슬개골)까지 총 3개의 뼈로 불안정하게 이루어져 있습니다. 반월상연골은 불안정한 무릎뼈들을 서로 연결해주고 무릎에 가해지는 충격을 흡수하는 완충 역할을 합니다. 그뿐만 아니라 관절이 부드럽게 움직일 수 있게끔 윤활 작용까지 하기 때문에 무릎에서 굉장히 중요한 역할을 하는 구조라고 할 수 있습니다.

불안정한 무릎관절 안에서 중요한 역할을 하는 만큼 반월상연골이 받는 스트레스는 무척 크고 파열도 많이 일어나게 됩니다. 정형외과 영역에서 이루어지는 모든 부위에서의 수술(골절 수술, 척추 수술, 어깨 수술, 무릎 수술 등) 중에서 반월상연골 파열로 인한 수술이 가장 많이 행해진다고 알려졌을 정도입니다.

반월상연골은 체중이 실리면서 비틀어질 때 압박을 받고 찢어지게 되는데, 이때 인대까지 끊어져 무릎뼈가 관절 밖으로 나갔다가 들어온다면 더욱 심각한 파열이 됩니다. 그 밖에도 반월상연골은 여러 가지 원인으로 찢어질 수 있습니다. 그런데 어떤 양상으로 찢어지느냐에 따라서 예후가 조금씩 다릅니다. 대부분의 손상은 운동하다가 비틀어지는 자세, 즉 회전 동작이나 상대방에게 나의 움직임을 속이기 위한 동작에서 일어나는 경우가 많습니다. 이런 동작이 많이 일어나는 축구, 농구, 배구, 야구 등의 운동으로 인해 반월상연골 파열이 일어나게 되는데, 스포츠 손상은 원인과 증상이 명백해서 대부분 어떤 운동을 하다가 어떻게 다쳤는지 환자가 정확하게 이야기할 수 있습니다. 이때 MRI 검사를 통해 피가 고여 있는지, 찢어진 양상이 어떤지를 확인하는데, 스포츠 손상으로 찢어진 반월상연골은 관절에 끼어 불안정한 상태를 보이기 때문에 대부분 수술을 하게 됩니다.

반월상연골 횡파열의 원인

그러나 횡파열과 같이 반월상연골이 옆으로 갈라져서 찢어지는 양상은 스포츠 손상과 다르게 퇴행성 변화로 인한 것입니다(그림 4-2). 앞의 환자 사례와 같은 반월상연골 횡파열 환자들은 손상 발생에 대한 기억이 특별히 없고, 심각한 부상으로 인한 무릎 통증이 아닌 것이 특징입니다. 대체로 계단을 많이 오르내리

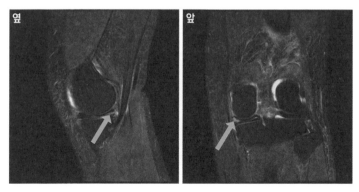

그림 4-2. 내측반월상연골 횡파열의 MRI 사진. 반월상연골은 위아래의 뼈 사이에서 까만 삼각형 모양으로 보여야 하는데, 횡파열로 인해 찢어진 부위에 관절액이 들어가 하얀색(화살표)으로 보이고 있다.

거나, 많이 걷거나, 등산을 했거나, 준비가 충분히 되지 않은 상태로 마라톤을 하는 식으로 무릎에 부담을 많이 주는 활동을 한 이후에 불편감을 느껴 병원을 찾았다가 우연히 발견하는 경우가 많습니다.

이러한 횡파열은 대부분 반월상연골이 좁은 관절 간격에 오랫동안 눌리고 비틀어지는 작용이 반복되어 발생하는 것으로, 한 번의 큰 외상 때문이 아니라 반복적인 손상 및 생활습관병으로 인한 것입니다. 또한 반월상연골은 발생학적으로 위판과 아래판이 붙으면서 만들어지는데, 나이가 들면서 이 결합된 부분이 서서히 갈라지는 것도 하나의 요인으로 작용할 수 있습니다.

근력 운동치료의 필요성

반월상연골이 찢어져 있다 하더라도 쪼그려 앉기나 양반다리 등의 자세로 무릎에 비틀림과 압력을 줄 때는 통증을 느끼지만 걷거나 일상생활을 해나가는 데에는 큰 문제를 느끼지 못하는 경우가 대부분입니다. 이러한 환자들은 반복적으로 특정 자세를 할 때나 계단을 내려갈 때, 앉았다가 일어날 때 통증을 느껴서 병원에 오는 경우가 많습니다. 사례 속 환자와 같이 평소에는 통증을 못 느끼고 지내다가 등산이나 초보 마라톤 등 평소에 하지 않던 운동을 장시간 하고 나서 증상이 악화되곤 하는데, 이는 반월상연골이 찢어져서 생기는 직접적인 원인이 아니라, 반월상연골 파열 이후 이차적으로 대퇴사두근 위축과 같은 근육 위축 및 근력 저하로 인한 증상입니다.

평지를 걸을 때는 자기 체중의 70%를 넘지 않는 부담이 무릎에 가지만, 계단을 내려갈 때나 시속 8km 이상의 속도로 뛸 때는 체중의 5배, 앉았다가 일어날 때는 체중의 7배 정도의 부담이 무릎에 가서 대퇴사두근이 약화된 환자들은 증상을 느끼게 됩니다. 이럴 때는 반월상연골 수술을 먼저 시도하기보다 대퇴사두근을 포함한 허벅지 근육을 강화하는 운동을 체계적으로 시행하는 것이 필요합니다.

물론 근력 강화의 효과를 제대로 보려면 적어도 3개월 이상의 지속적인 운동이 필요하고, 환자들 역시 자기 인생을 바꾸기 위한 부단한 노력을 해야 하므로 운동 전문가의 도움을 받는 것이 좋겠습니다. 또한 모든 운동이 좋기만 한 것은 아니며, 어떤 운동은 약이 되기는커녕 독이 될 수도 있어서 독이 되는 운동은 피하고 내 몸에 약이 되는 운동을 잘 찾아서 시행할 필요가 있습니다.

과잉 수술의 문제점

한국에서 시행되는 반월상연골의 부분 절제술 빈도는 미국, 일본에 비해 무려 7배 이상 많습니다. 그 많은 횡파열을 수술하기 때문인데 과잉 수술 자체도 문제가 될 수 있습니다. 앞서 말한 대퇴사두근의 위축이 아닌 별다른 증상이 없는 반월상연골 횡파열을 수술했을 때 오히려 대퇴사두근이 위축되기도 합니다. 계단을 내려가거나 평지를 걸을 때, 무릎을 쪼그려 앉았을 때 수술한 부위가 노출되고 압박을 받아 통증이 심해지기도 하지요. 또한 정상적인 반월상연골 바깥쪽의 테두리 장력이 굉장히 중요한데, 이 기능을 뚝 떨어트림으로써 오히려 수술을 안 한 것만 못한 상태가 될 수 있습니다.

최근에는 디스크 치료에서도 신경을 누르는 디스크가 있다 해도 될 수 있으면 비수술적 치료를 최대한 해보고 차도가 없거나 신경 증상이 심각한 환자들만 수술하는 경향을 보이고 있습니다. 이처럼 횡파열도 미리 도려내는 수술을 하기보다 충분히 근력을 강화하고 지켜보면서 수술 여부를 신중히 결정하는 것이 현명하다고 생각합니다. 과학적이고 체계적으로 접근한 근력 운동을 통해서 증상이 극복된다면 굳이 반월상연골의 횡파열을 수술할 필요가 없기 때문입니다.

여러 가지 연구를 통해서 축적된 빅데이터를 살펴보면, 반월상연골의 횡파열은 직접 피판(덩어리가 된 파열)이 형성되어 무릎에 걸리지 않고, 반월상연골 위아래에 있는 대퇴골 및 경골과 나란하게(평평하게) 찢어져서 관절염을 많이 일으키지 않습니다. 국내의 한 연구에서 환자 50명에는 반월상연골의 부분절제술을 시행하고, 또 다른 환자 52명에는 비수술적 치료를 한 후 최소 2년 이상의 추적을 통해 결과를 비교해보니, 양쪽에서 의미 있는 차이가 없었다는 결과가 발표되기도 했습니다.[*] 이처럼 잘 진행된 연구들을 통해 환자분들도 '수술을 하는 것이 꼭 능사가 아니다', '수술이 오히려 증상을 악화시킬 수도 있다' 등과 같이 수술의 필요성에 대해 다시 한 번 재고하실 필요가 있습니다.

수술적 치료의 필요성

하지만 이는 절대로 반월상연골의 횡파열을 수술하지 말라는 의미는 아닙니다. 이미 반월상연골이 횡으로 갈라져 있는 경우에도 자꾸 물이 생겨서 물주머니(낭종)가 반월상연골 밖으로

---

[*] Yim JH, Seon JK, Song EK, Choi JI, Kim MC, Lee KB, Seo JY. "A comparative study of meniscectomy and nonoperative treatment for degenerative horizontal tears of the medial meniscus". *AMERICAN JOURNAL OF SPORTS MEDICINE* 2013;41(7):1565~1635.

튀어나오고, 조금만 쪼그려도 통증을 느끼는 환자들이 있습니다. 또한 반월상연골 한가운데의 위아래 두께가 다르게 찢어졌을 때는 약한 부위가 다시 찢어져서 피판으로 진행되기도 하는데 이 경우에는 수술이 필요합니다.

특히 반월상연골이 횡으로 갈라지는 것과 다르게 가운데가 찢어져서 무릎에 걸렸다가 빠지는 문제가 생길 수 있습니다. 이 경우에는 평소와 다른 증상이 생깁니다. 반월상연골이 단순히 횡으로 갈라졌을 때 느끼지 못했던 무릎의 걸림 증상, 무력감, 통증이 오기 시작하며 붓고 아픈 증상이 생기게 되지요. 이런 경우는 대부분 반월상연골 파열이 있던 상태에서 다시 스포츠 손상을 입는 경우에 많이 일어납니다. 예를 들어 이미 횡파열이

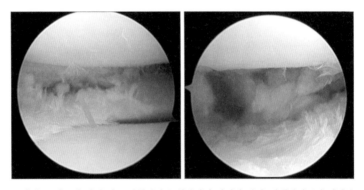

그림 4-3. 낭종과 같이 있는 반월상연골 횡파열의 관절경 사진. 반월상연골이 지저분하게 퇴행성 변화를 보이면서 가로로 갈라져 찢어져 있는데(왼쪽), 이를 깊게 찔러보니 노란 물이 관절 안으로 흘러나왔다(오른쪽). 이런 경우는 횡으로 파열된 반월상연골을 따라서 물주머니가 만들어져 있어 밖으로 불룩해지고 통증을 느끼게 된 사례이다.

있는 상태에서 등산을 갔다가 삐끗했다거나 아이스하키를 하면서 갑자기 무릎이 비틀어지는 손상을 당했을 때는 피판으로 진행되기도 하는데, 그런 환자들마저 비수술적인 치료를 고집할 수는 없습니다.

반월상연골 횡파열로 비수술적 치료를 하는 10~15% 정도의 환자들도 비틀림으로 인해 손상이 반복되어 기계적 증상을 일으키는 피판 파열로 진행되기도 하니 주의가 필요합니다. 지속적인 근력 운동과 생활습관 개선 등으로 스스로 관절염을 관리하고 정기적인 무릎 검진을 받으시는 것이 좋겠습니다.

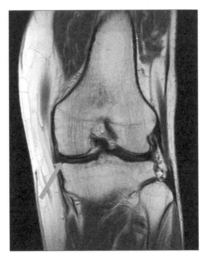

그림 4-4. 내측반월상연골 횡파열의 봉합술 시행 3개월 후 MRI 사진. 반월상연골 사이에 횡으로 갈라져 하얀색으로 보이던 부분이 다 없어지고 조직 치유가 일어났으며 환자도 통증 없이 정상적인 일상생활을 하고 있다.

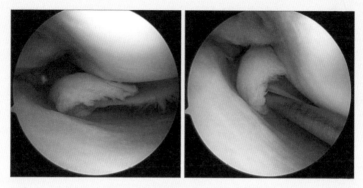

그림 4-5. 내측반월상연골 횡파열이 관절 안으로 감입되는 모습. 관절 내시경으로 이 부위를 보면 찢어진 반월상연골이 관절 안에 걸려 있는 것을 아주 쉽게 볼 수 있다(왼쪽). 이렇게 기계적으로 관절 안에 걸리는 증상을 보이는 경우는 비수술적으로 치료할 수 없어서 수술을 통해 찢어진 반월상연골을 관절 안에 감입해준다(오른쪽).

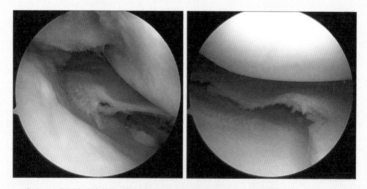

그림 4-6. 내측반월상연골 횡파열의 절제술 후 감입된 부분이 없어진 모습. 관절 내시경을 이용하여 걸리는 증상을 일으키는 부분만을 절제한 경우로 15% 이내의 반월상연골 부분 절제를 시행했다. 이는 아주 빠르게 환자의 증상이 좋아지고, 장기적으로 관절염의 염려도 없어 결과가 좋은 사례다.

반월상연골 부착부 파열
환자 사례

환자의 무릎은 이미 관절염이 진행되어 다리가 안으로 휘고,
무릎 안쪽의 관절 간격이 좁아진 상태였다. 전형적인
내측반월연골판 부착부 파열 사례이다.

진료실 이야기

48세 여성 환자의 사례입니다. 환자는 가정주부로 무릎에 통증이나 다른 이상 없이 잘 지내시던 분이었습니다. 그러던 어느 날 버스에서 내리기 위해 높은 계단에서 발을 디디다가 갑자기 무릎 뒤에서 뜨끔한 느낌을 받았습니다. 동시에 도저히 걸을 수 없을 정도의 큰 통증을 느껴 그 자리에서 쓰러졌고, 엉금엉금 기어 다닐 정도가 되었습니다. 간신히 택시를 불러서 집에 도착했는데, 집에 와서도 일주일 동안은 너무 아파서 꼼짝 못 하고 지

내야 했습니다. 환자가 그 당시 느꼈던 통증을 표현하기를 "무릎 뒤 오금 부위에서 뜨끔한 느낌과 함께 쇼크가 오면서 고무줄이 '팅' 하고 끊어지는 듯"했다고 합니다.

환자는 집에서 일주일쯤 안정을 취하다가 '아무래도 큰 병인 것 같으니 병원을 찾아가 고쳐야겠다'고 결심했습니다. 그런데 막상 병원에 갈 때가 되자 통증이 많이 가라앉았고 무릎 상태도 상당히 좋아졌습니다. 일상생활이 가능한 정도까지 회복되어 '아, 다행히 저절로 나았구나' 하고 생각하고는 의사를 잠깐 만나 물리치료와 주사를 맞고 진통소염제를 처방받아 복용하며 지냈습니다.

문제는 그 이후였습니다. 무릎 뒤 오금 부위의 통증이 서서히 다시 시작되더니 걸을수록 다리가 불편했습니다. 그렇게 6개월 정도가 지나자 다리 모양이 안으로 휘는 느낌이 들었고 약물로도 통증이 호전되지 않아 연골 주사를 맞았으나 효과가 없어 대학 병원을 찾아왔습니다. 똑바로 서고 무릎을 굽혀서 엑스레이와 MRI 검사를 해서 결과를 보았더니 반월상연골이 이미 찢어져 많은 부분의 기능이 상실된 상태였습니다. 또한 관절염이 진행되어 다리가 안으로 휘고, 무릎 안쪽의 관절 간격이 좁아져 있었습니다. 환자는 전형적인 내측반월상연골 부착부(후각부 뿌리) 파열의 증례입니다.

환자는 파열된 반월상연골을 다시 뼈에 심어주는 봉합 수술을 할 수 있는 시기를 놓쳤습니다. 관절염도 이미 상당히 진행되었기 때문에 안으로 휜 무릎관절을 일부 잘라 교정하고(근위경골외반절골술) 손상된 반월상연골도 다시 뼈에 심어주는 수술을 했습니다. 수술 후 1년째인 현재 통증이 많이 호전되어 약물치료를 중단하고, 운동으로 관절염을 관리하며 다시 건강하게 지내고 있습니다.

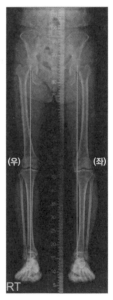

그림 4-7. 내반 변형이 진행된 좌측 하지 엑스레이 사진. 우측 무릎에는 선이 무릎 정중앙을 지나고 있지만(정상 소견), 좌측 무릎에는 선이 무릎 안쪽을 지나는 것을 확인할 수 있다(내반 변형, O자 다리).

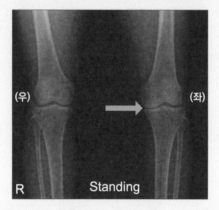

그림 4-8. 내측 관절 간격이 좁아진 좌측 무릎 엑스레이 사진. 반대쪽 무릎의 같은 부분과 비교했을 때 화살표로 표시된 부분의 간격이 좁아진 것을 확인할 수 있다.

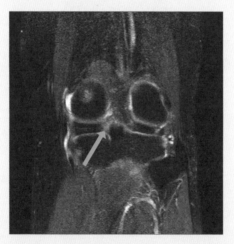

그림 4-9. 내측반월상연골 부착부 파열의 수술 전 MRI 사진. 외측반월상연골판의 같은 부분과 비교했을 때 하얗게 보인다.

반월상연골 부착부
파열의 증상과 치료법

비수술적 치료는 관절염의 초기 치료와 같지만, 관절염의
진행이 빠를 수 있어서 좀 더 적극적인 치료를 권하며
정기적인 병원 방문 역시 권장한다.

내측반월상연골 부착부(후각부 뿌리) 파열은 한국에서 유독 흔하게 발생하는 독특한 파열입니다. 미국에서 연수할 때 여러 외국 병원을 방문했지만 그렇게 많이 접하지 못한 우리나라만의 독특한 파열 양상이죠. 쪼그려 앉거나 앉아서 일하는 등의 바닥 생활을 하는 한국인들의 생활습관이 원인이라 여겨집니다.

실제로 부착부 파열 유병률에 관한 굉장히 많은 연구가 우리나라에서 보고되고 있습니다. 최근 발표된 연구를 보면, 전체 반월상연골 손상 중 가장 많은 부분을 차지하는 내측반월상연골 손상의 20~25%가량이 부착부 파열이라고 합니다. 전체 정형

외과 무릎관절병 중에서 가장 흔한 병이 내측반월상연골 파열이고, 이 중 4분의 1이 부착부 파열임을 생각하면 한국에서 이 부위의 손상으로 중년 이후의 나이에 고생하시는 분들이 얼마나 많은지 짐작할 수 있습니다.

임상 증상

어려서부터 지속적으로 바닥에 쪼그려 앉는 생활을 하면 뼈와 뼈 사이에 있는 반월상연골 뒤쪽이 짓이겨져서 서서히 퇴행이 일어나며 뼈에 붙는 반월상연골 부위가 약해집니다. 그러다가 약간 높은 계단에서 내려올 때나 갑자기 뒤에서 누가 불러서 돌아볼 때, 무거운 물건을 들고 평지를 걸을 때 등, 아주 경미한 외상에 의해서 갑자기 쇼크와 같은 엄청난 통증을 느낄 수 있습니다. 처음에는 주저앉아서 꼼짝도 못 하지만 며칠이 지나면 서서히 회복되어 통증이 완화되는 양상을 띠게 됩니다. 중년의 나이에 크게 다치지도 않았는데 이와 같은 엄청난 통증을 느끼는 것은 흔치 않은 일이므로 파열을 의심하고 검사를 받으면 금방 발견할 수 있습니다.

앞서 말했듯이 다치고 난 후 초기의 급성기 통증은 짧게는 3일에서 길게는 10일간 이어지지만, 이후에는 점차 통증이 줄어들면서 회복되는 듯합니다. 하지만 한 번 부착부 파열이 일어나면 그 반월상연골의 기능이 자연적으로 다치기 전과 같은 정상으로 돌아오는 경우가 극히 드물고 일련의 변화 과정을 거치게 됩니다. 먼저 반월상연골이 세로로 잘려서 연속성이 끊어지게 되었으므로 뼈와 뼈 사이에서 체중을 분산하고 관절을 보호하는 기능을 잃게 됩니다. 일부분만 파열된 것처럼 보이지만 반월상연골은 앞뒤의 뼈에 단단히 고정되어 연속성이 유지되어야 하는데, 이렇게 잘리게 되니 체중을 실으면 뼈와 뼈 사이에서 압력을 버티지 못하고 관절 밖으로 빠지게 됩니다. 내측반월상연골은 자기 체중의 170%까지, 외측반월상연골은 무려 300%까지 체중을 분산시키는데 이 기능을 하지 못하게 되는 것입니다. 앞에서 언급했던 대로 체중은 평지를 걸을 때는 70% 정도의 부담을 무릎에 주지만, 계단을 내려갈 때는 5배, 앉았다가 일어날 때는 7배까지 체중 부하가 올라갈 수 있습니다. 내측과 외측의 반월상연골이 각각 170%, 300%가량의 체중을 분산시킨다는 것은 관절염을 예방하는 데 가장 중요한 요소가 된다고도 할 수 있는데 이 역할을 하지 못하는 것입니다.

실험실에서 반월상연골의 부착부 부위를 실제 환자의 반월상연골 파열처럼 세로로 자르고 체중만큼의 힘을 가하는 생역학 검사를 하면 반월상연골을 완전히 없애는 것과 기능적으로 거의 유사한 상태가 됩니다. 즉, 부착부 파열이 일어나면 반월상연골의 기능이 사라져서 점차 관절염으로 진행된다고 예측할 수 있습니다.

실제로 우리 일상생활에서 이러한 일이 발생합니다. 일주일 정도 통증이 있다가 사라진 이후에도 무릎관절 기능은 서서히 나빠지게 되지요. 제가 치료한 환자들 중에서 아주 빠르게 진행된 분들은 약 3개월, 천천히 진행되는 분들은 1년 정도에 걸쳐서 반월상연골이 기능을 잃으면서 그만큼 다리가 휘고 관절염이 진행되었습니다.

물론 모든 환자가 다 그런 건 아닙니다. 실험 결과와 임상 결과는 종종 다를 때도 있는데, 임상에서는 기능이 완전히 소실될 정도로 찢어진 환자가 있는가 하면, 안쪽은 찢어졌지만 바깥쪽 테두리 장력은 일부가 남아 있기도 하는 등 다양한 경우가 존재합니다. 따라서 아직은 반월상연골의 파열과 앞으로의 증상 및 결과에 대해 예측하기가 쉽지 않습니다. 실험 결과처럼 약 50% 정도의 환자는 관절염이 계속 진행되어 다리를 아주 못 쓰게 될 정도로 대단히 나쁜 예후를 보이지만, 나머지 환자들은 관절염 진행이 어느 정도에서 멈추고 통증도 완화됩니다. 이러한 환자들이 임상적으로 함께 섞여 있다는 점이 치료에 있어서 난제입니다.

비수술적 치료 방법

안타깝게도 부착부 파열과 관련한 연구는 충분하지 않으며, 이는 최근에서야 전 세계적으로 연구가 진행되고 있는 새로운 분야입니다. 현재로서 의료진이 할 수 있는 최선의 방법이란 최악의 경우를 방지하는 데 있습니다. 그러므로 절반 정도의 환자가 관절염 악화로 진행되지 않는다고 하더라도 아무 관리 없이 그냥 방치하는 것이 아니라, 비수술적이지만 적극적으로 치료하는 것이 중요합니다. 비수술적 치료는 관절염의 초기 치료와 같지만 부착부 파열 환자는 관절염 진행이 빠를 수 있어서 좀 더 적극적인 치료를 권하고, 정기적인 병원 방문 역시 권장합니다.

운동 및 병원 방문과 함께 반드시 필요한 것이 생활습관의 개선입니다. 가장 위험한 원인이 될 수 있는 바닥 생활을 포함한 무릎에 나쁜 자세를 피하고, 침대나 의자, 소파 등을 활용하는 입식 생활을 하면서 생활습관을 변화시켜야 합니다. 생활습관은 쉽게 고칠 수 있을 것 같지만 실제로는 그렇지 않습니다. 한국인들은 워낙 어려서부터 바닥 생활에 익숙해져 있어서 별저항 없이 바닥에 쪼그려 앉는 생활을 하고 그것을 편하다고 느끼곤 합니다. 화초를 가꾸는 일, 걸레질을 하는 일, 손빨래, 다리미질, 명절에 전을 부치는 일, 평상에 둘러앉아 고기를 구워 먹는 일과 같은 일상에서 좌식 생활을 지속하면 생활습관의 개선으로 인한 효과를 기대할 수 없습니다. 사소하다고 별다른 노력 없이 방치했을 때는 명백하게 나쁜 결과로 연결되기 때문에 반드시 명심하고 개선해야 하겠습니다.

다음으로는 체중 감량이 필요합니다. 체중이 많이 나가면 그에 비례해서 관절염이 올 수 있으므로 체중을 감량하는 전략이 관절염 진행을 막는 데 굉장히 중요한 역할을 합니다. 이 역시 쉬울 것 같아서 관리에 소홀해지거나, 반대로 너무 어려워 엄두가 나지 않아서 포기하는 경우가 많습니다. 관절염 완화를 위한 체중 감량은 젊은 시절의 멋진 몸매로 돌아가는 것이 아니기에 굶으면서 체중을 감량하는 것을 권하지 않습니다. 정상적으로 식사하면서 운동으로 한 달에 1kg씩 감량하여 3개월 동안 총 3kg을 감량하도록 합니다. 계단을 내려갈 때 무릎이 느끼는 부담은 체중의 5배이므로 3kg을 감량하면 총 15kg 정도의 부담을 줄일 수 있습니다.

마지막으로 근력 강화를 해야 합니다. 무릎관절의 주요 기능이 상실되어 있으므로 이를 보완하고 무릎을 보호하기 위해서는 무릎 주변의 근력 강화가 무엇보다도 중요합니다.

이 세 가지(생활습관의 개선, 체중 감량, 근력 강화)가 잘 맞물리면 좋은 결과를 얻을 수 있겠죠. 하지만 이러한 노력에도 불구하고 절반 정도의 환자들은 관절염으로 진행될 수 있는데, 진료실에 환자분이 찾아왔을 때는 이미 관절염 진행이 많이 되어서 반월상연골을 꿰매봐야 소용이 없는 경우가 많습니다. 이런 환자를 만날 때마다 '조금만 더 일찍 찾아오셔서 조금만 더 빨리 치료를 했다면…' 하는 아쉬움이 남습니다. 반면 환자 입장에서는 심각한 통증이 조금 완화되어 참을 만해서 참다가, 통증이 다시 심해져서 참기가 힘들 정도가 되어 병원에 오시는 것임을 알기에 더욱 안타깝게 느껴집니다. 결국 약 30~40% 정도의 환자는 인공관절 수술을 하거나 휜 다리를 교정하는 절골술, 연골 재생과 관련된 복잡한 치료를 하게 됩니다.

수술적 치료 방법

내측반월상연골 부착부 파열의 비수술적 치료를 진행할 때는 3개월 정도 최선을 다한 후 결과를 엄정하게 판정해야 합니다. 증상이 점점 안 좋아지고 자꾸 다리를 절게 되는데도 수술이 두려워서 증상을 방치하게 되면 더 큰 수술로 연결되는 경우가 많습니다. 그러니 초기 3개월 동안 비수술적으로 치료했는데도 증상이 여전하다면 병이 더 커져서 관절염으로 진행되기 전에 부착부 부분을 다시 뼈에 심는 봉합술을 결정하는 것이 좋겠습니다.

다행히 반월상연골을 뼈에 심고 다시 꿰매는 수술이 개발되어 있습니다. 다만 아직 수술의 기술이 어렵기도 하고 관절염이 이미 진행된 환자가 대부분이라서 완치를 기하는 건 조금 어려울 수 있습니다. 비록 느슨하게 봉합되더라도 관절염이 진행되는 속도를 완화해 비수술적 치료가 한동안 가능하게 만드는 것을 목표로 하는, 어느 정도 한계가 있는 수술이지만 최근 그 결과가 좋아지고 있어 더 큰 관절염 수술보다 권장할 만한 수술입니다.

이 수술 방식은 파열 초기 3개월 이내에 반월상연골을 뼈에 다시 심는 봉합술(Mason-Allen Repair)입니다. 제가 2002년부터 2003년까지 미국 피츠버그대학교에 연수를 갔을 때 그 대학의 세계적으로 유명한 크리스토퍼 하너 교수(現 텍사스대학교 교수)와 함께 개발한 수술이며, 이후 조금 더 나은 결과를 위해 수술 방법을 두세 차례 개선하여 현재 비교적 만족스러운 결과를 얻고 있습니다.

반월상연골을 뼈에 다시 심어 원래의 기능을 복원하는 방법이지만, 사실 이 수술로 완치되거나 반월상연골이 정상적으로 뼈에 다시 완벽하게 붙지는 않습니다. 반월상연골이 정상보다는 느슨하지만 더 심하게 빠져나가지 않게 해 기능이 완전히 망가지는 것을 예방하고, 관절염 악화를 막는 정도의 효과를 기대할 수 있겠습니다. 수술적 치료에 더해 생활습관을 개선하고 체중을 감량하며 근력 강화까지 성실히 하는 비수술적 치료가 잘 이루어진다면, 이러한 치료 없이 방치되는 경우에 비해 완전히 다른 삶을 살 수 있을 것으로 생각합니다.

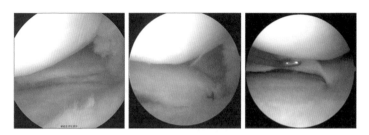

그림 4-10. 반월상연골 부착부 파열의 봉합술 이후 15개월이 지나 뼈에 완전하게 붙은 반월상연골의 모습

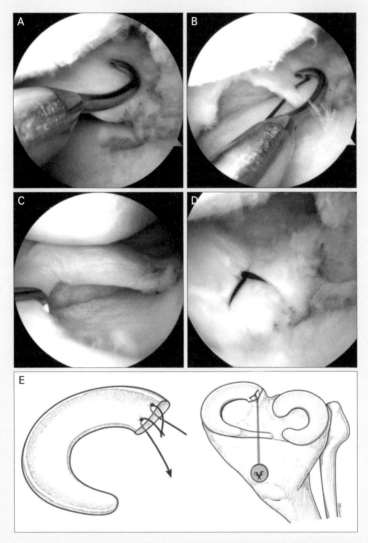

그림 4-11. 초기의 반월상연골 부착부 파열의 봉합술 장면(A~D)과 원리(E). A와 B는 파열된 반월상연골 부착부에 녹는 실 두 줄을 바늘로 꿰는 모습이며, C와 D는 정확한 경골의 위치에 얇은 구멍을 뚫어서 녹는 실 두 줄을 통과한 모습이다. 경골 앞쪽에서 실을 당겨서 같은 기구에 고정한다.

진료실 단상(2)
반월상연골 파열의 수술이 많은 이유

관절염이 빠르게 진행되지 않는 반월상연골 횡파열은
수술적 치료보다는 비수술적 치료를 먼저 고려해야 하며,
적극적으로 바닥 생활을 자제하는 등 생활습관 관리가 필요하다.

우리나라는 반월상연골 파열에 대한 수술적 치료를 유독 많이 하는 나라입니다. 하루 동안 제 진료실을 방문하는 신규 환자 중 서너 명 이상이 반월상연골 파열로 인해 타 병원에서 수술을 권유받고 온 것으로, 주로 2차 의견을 듣거나 수술을 의뢰하기 위해 내원합니다. 그러나 대부분의 환자는 수술이 필요하지 않으며, 수술하지 않으면 관절염이 빨리 진행되니 서둘러야 한다는 의사들의 경고는 사실과 다른 경우가 많습니다.

저를 비롯해 서울백병원의 정규성, 하정구 교수팀이 지난 10년간 건강보험심사평가원의 자료를 분석한 결과, 우리나라에서

시행된 반월상연골 관련 수술은 인구 10만 명당 172건으로 미국의 17건, 일본의 22건에 비해 지나치게 많았습니다.[*] 물론 수술을 많이 한다는 것이 반드시 나쁜 면만 있는 것은 아니겠지요. 이번 코로나19 사태를 통해 각국의 대처를 보면 알 수 있듯이 한국 의료는 전 국민에게 필요한 의료를 싼값에 신속하게 제공한다는 점에서 미국, 일본보다 효율적일 수 있습니다. 한국 환자들에게는 반월상연골 파열 등의 병변으로 인해 타 선진국보다 좀 더 쉽게 수술을 받을 수 있다는 점이 장점으로 보일 수도 있습니다.

한국에서 반월상연골 파열에 관한 수술이 특히 많은 이유는 먼저 선진국과 비교해서 턱없이 싼 의료비가 주요 원인입니다. 의사들도 쉽게 수술을 권유하고, 환자들도 쉽게 수술을 결정할 수 있는 것이죠.

또 다른 측면으로는 한국인들의 일상생활 중 바닥에 쪼그리는 자세가 어렸을 때부터 너무 자연스럽게 습관화된다는 점이 있습니다. 무릎관절 뒤쪽에 짓이기는 압박이 누적되어 퇴행성 파열이 타 서구의 국민에 비해 많다는 점이 큰 이유가 되는 것입

---

[*] Chung KS, Ha JK, Kim JG, et al. "National Trends of Meniscectomy and Meniscus Repair in Korea". *Journal of Korean Medical Science* 2019;34(32):1~10.

니다. 특히 파열 이후 빠르게 관절염이 진행될 수 있는 반월상 연골 부착부 파열이 서구보다 20배 이상 많다는 사실은 우리나라 사람들의 생활습관이 관절 건강에 좋지 않음을 방증합니다.

결국 이러한 문제를 따져볼 때 관절염이 빠르게 진행되지 않는 반월상연골 횡파열의 경우, 수술적 치료를 먼저 권하기보다는 근력 운동과 체중 관리, 통증 관리를 위한 약물치료와 물리치료 등 비수술적 치료를 먼저 고려하는 신중한 접근이 필요하며, 중년의 나이에는 좀 더 적극적으로 바닥 생활을 자제하고 건강한 관절을 위한 생활습관 관리를 해야 한다고 생각합니다. 이러한 노력이 전 국민적인 인식으로 자리 잡아야 관절이 건강한 사회를 만들 수 있을 것입니다.

Chapter 5

50대
무릎이 아파요

| 관절연골 손상 |

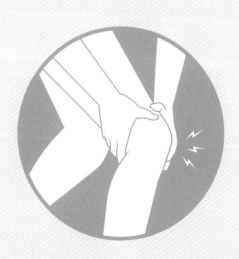

50대 주요 질환으로 관절연골 손상을 살펴볼 차례입니다. 관절염은 관절연골이 망가지면서 뼈가 드러나는 것으로 이를 고치기 위한 연골 재생치료가 많이 소개되고 있습니다. 그러나 줄기세포 또는 연골 배양세포를 이용한 관절연골재생술은 관절연골이 한두 군데 집중적으로 망가졌지만 나머지 연골은 건강한 경우, 즉 국소적인 연골 손상일 때 적용할 수 있는 치료법입니다. 관절연골이 전반적으로 망가지면서 그러한 파괴 양상이 진행되는 경우에는 관절연골재생술이 적용될 수 없습니다. 관절연골재생술 역시 지난 20년간 진척된 연구와 함께 각종 치료법이 소개되고 있으므로 이러한 치료법에 대해 알아보겠습니다.

관절연골 재생
환자 사례

환자는 생활습관을 침대나 소파를 사용하는 입식 생활로 바꾸고
매일 운동을 통해 허벅지 근력을 강화했다. 그리고 앞으로 관절을
스스로 잘 관리하면서 살 수 있다는 자신감을 얻었다.

56세 여성 환자가 왼쪽 무릎관절이 아파서 내원했습니다. 평소 요가를 즐기는 환자는 2~3년 전에 요가 동작을 하던 중 왼쪽 무릎에 통증을 느꼈다고 합니다. 가까운 의원에 가서 무릎관절에 주사를 맞고 약을 복용했지만, 이후에도 계속 통증을 느꼈고 물이 차는 느낌을 받았습니다.

큰 병원에 갔을 때는 왼쪽 무릎관절의 내측반월상연골이 파열되었다는 말을 듣고 관절경적 내측반월상연골 부분절제술을 받았습니다. 수술을 집도한 의사는 반월상연골 파열 부위가 5% 정도로 크지 않아 간단히 절제술을 시행했으니 걱정하지 않아

도 된다고 말했다고 합니다. 이후 환자는 요가를 계속했고, 가끔 등산이나 산책도 하는 등의 운동을 했습니다. 무릎 통증은 심하지 않았지만 항상 왼쪽 무릎관절이 불편해서 간헐적으로 주사와 약물치료를 받곤 했습니다.

그러다가 우리 병원에 내원하기 3주 전, 평소대로 요가를 하던 중이었습니다. 환자는 양반다리 자세로 무릎을 구부리고 앉아 명상을 하다가 무릎 안쪽에서 통증을 느꼈습니다. 부어오르는 느낌도 있어서 MRI 검사를 받은 후 큰 병원으로 가보기를 권유받고 저에게로 찾아왔습니다.

내원한 환자의 MRI 사진(그림 5-1)을 보니 전에 수술받았다는 내측반월상연골은 거의 정상적인 모습으로 보이는 반면, 위쪽 둥근 뼈인 대퇴골 내측 뼈를 둘러싸고 있는 연골면의 관절연골은 소실되었으며 전반적으로 관절에 물이 많이 차 있는 상태였습니다.

56세의 젊고 활동적인 환자에게서 발생한 체중 부하 부위의 큰 연골 결손(뼈에서 연골이 떨어져 나가는 것)은 그 자체로도 관절염을 악화시킵니다. 또한 함께 새어 나온 관절액에는 연골 파괴 효소들이 가득 들어 있어서 MRI에서 정상으로 보인 관절연골조차 쉽게 깨지도록 연화시키는 연쇄 작용이 있을 수 있으므로 연골 재생을 위한 수술을 권유했습니다.

연골재생술을 하기 전에 꼭 확인해야 하는 것들이 있습니다.

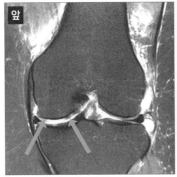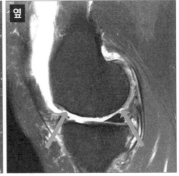

그림 5-1. 관절연골이 소실된 MRI 사진. MRI 검사에서 짙은 회색은 뼈, 까만색은 연골하골이며, 연골하골에는 본래 밝은 회색으로 보이는 관절연골이 붙어 있는데, 이 사진에는 관절연골 부위에 밝은 회색이 아닌 하얀색으로 보이는 관절액(화살표)으로 가득 차 있어 연골이 손상됐음을 알 수 있다.

다리가 정상 정렬이 맞는지, 엑스레이를 서서 찍거나 쪼그려 앉아 찍을 때 관절 간격이 좁아져 있지는 않은지 등의 기능을 평가하는 것입니다. 나무를 보기 전에 숲을 먼저 봐야 합니다. 다리가 O자 모양으로 휘고 관절 간격이 좁아져 있다면 이미 연골 손상 단계를 넘어서 관절염 단계로 접어든 것이므로 연골재생술의 시기를 놓친 경우가 됩니다.

다행히 이 사례의 환자는 다리 정렬이 정상 범위에 있었고, 쪼그려 앉아서 찍은 엑스레이(그림 5-2)에서도 관절 간격이 정상이어서 연골재생술을 시행할 수 있는 조건이었습니다. 이런 경우라면 수술은 미룰 수 없습니다.

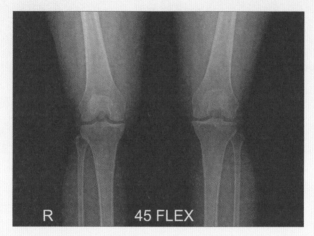

그림 5-2. 수술 전에 쪼그려 앉아 촬영한 엑스레이 사진(정상 소견)

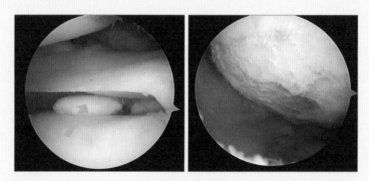

그림 5-3. 관절경 소견. 왼쪽 사진은 관절연골에서 떨어진 조각이 관절 안에서 돌아다니는 모습(관절 내 유리체)이다. 망가진 쪽은 관절 안쪽이지만 조각은 정상인 바깥쪽에서 발견되었다. 이를 방치하게 되면 연골 조각들로 인해 정상 관절도 손상을 입을 수 있다. 오른쪽 사진은 관절 안쪽(대퇴 내과)의 관절연골이 손상되어 거칠어진 모습이다.

연골재생술을 하기 전 관절경 검사를 했을 때, MRI에서 보는 것보다 더 큰 범위에서 관절연골 손상이 관찰되었습니다. 또한 이미 깨진 연골 조각들이 관절 전체에 떠다니면서 관절에 걸리는 양상을 보였습니다. 이런 상태에서 요가와 같이 관절 내측을 압박하고 구부리는 동작을 자주 하면 손상된 연골 부위가 더욱 악화되는 악순환이 반복됩니다.

수술은 자가 줄기세포를 이용한 연골재생술로, 미세천공술의 발전된 형태인 다발성천공술로 시행됐습니다. 연골 결손 부위가 상당히 컸기 때문에 이를 보완하기 위해 인공 콜라겐막을 도포했습니다.

환자는 수술 후 6주간 하루 6시간씩 무릎관절 운동을 했습니다. 바닥에 발가락 끝만 살짝 디딜 정도로 체중을 싣지 않고 조심스럽게 생활했으며, 수술 후 3개월까지 목발을 이용하여 부분 체중 부하 방식(발바닥 전체가 아닌 발뒤꿈치를 들고 발끝에만 무게를 부하)으로 걸었습니다. 수술 후 큰 통증은 느끼지 않았고, 재활 과정을 거쳐서 수술 후 6개월이 지나자 가볍게 뛸 수 있을 정도가 되었습니다. 수술 후 1년 후에는 대부분의 운동을 할 수 있을 정도로 무릎 상태가 거의 정상으로 회복되었고, MRI 검사에서도 좋은 결과 판정을 받았습니다.

정상으로 회복된 후 환자는 요가를 할 때도 다리를 쪼그리는 자세는 취하지 않는다고 합니다. 바닥에 쪼그려 앉는 습관에서

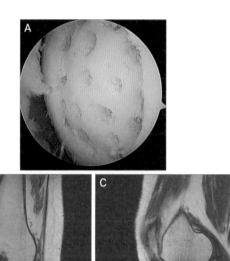

그림 5-4. 다발성천공술을 시행한 모습(A)과 수술 후 1년째 MRI 사진(B, C). 연골재생술을 위해서는 먼저 정상 연골이 있는 부위까지 깨끗하게 뼈(연골하골)를 드러내야 해서 2~4mm 간격으로 다발성천공술을 시행했다. 수술 이전에는 화살표 부위에 관절연골이 소실되고 대신 관절액이 차 있어서 하얗게 보였는데, 수술 후 관절연골이 잘 재생되어 정상적으로 회색으로 보이고 있다.

도 완전히 벗어나 침대, 소파를 사용하는 입식 생활로 바꾸었습니다. 또한 매일 스쿼트 운동을 100개씩 꾸준히 수행하면서 허벅지 근력을 강화했고, 앞으로 관절을 잘 관리하면서 살 수 있다는 자신감도 얻었습니다.

저는 이 환자를 마지막으로 진료할 때 "이제 병원에 오지 않으셔도 됩니다. 약 20년 후 75세가 되시면 저의 후학에게 찾아오세요"라는 말과 함께 졸업을 시켜드렸습니다. 이는 관절염을 예방하는 요령과 자신감을 체득했기에 환자 스스로 주치의가 된 좋은 사례입니다.

관절연골 재생의
역사와 전개

조직공학 연구를 거듭하면서 정상적인 인체조직은
인간의 기술로 쉽게 만들 수 없으며, 이 중에서 가장 만들기
힘든 조직 중 하나가 관절연골이라는 것을 알게 되었다.

연골은 한 번 망가지면 재생되기 어려운 구조로 되어 있습니다. 인간의 노화 방지를 위한 가장 중요한 요소 중 하나로 '연골 재생'이 꼽히는 이유이기도 합니다.

2형 콜라겐은 초자연골이라고 하는 연골에만 존재하는 아주 강하고 질긴 조직입니다. 만약 2형 콜라겐이 형성되지 않아서 섬유연골인 1형 콜라겐으로 대체된다면 어떤 일이 발생할까요? 겉모습은 동일한 하얀 연골로 되어 있다고 하더라도 쉽게 부상을 입게 되고 조금만 비틀리고 찢겨도 금방 망가지는 문제들이 생기기 때문에 사실상 정상 연골이라고 볼 수 없습니다.

기질 내에 있는 글리코사미노글리칸이라고 하는 독특한 구조 또한 중요한 역할을 하고 있습니다. 이 글리코사미노글리칸이 있어야 관절연골이 외부 충격을 흡수하고 물도 흡수하면서 스펀지처럼 줄어들었다가 펴지며 항상성을 유지하는데, 이를 인위적으로 만들기가 무척 어렵습니다. 이러한 점들로 미루어 보아 관절연골을 재생하는 일이 그리 쉽지는 않음을 알 수 있습니다.

1980년대에는 조직공학 연구가 지금보다 더욱 활발하게 이뤄졌습니다. 그때만 해도 세포를 잘 배양하고, 몇 가지 특수한 효소 및 화학약품 처리를 잘하면 정상적인 인체조직을 만들 수 있을 거라는 믿음이 있었습니다. 그러나 조직공학 연구를 거듭하면서 정상적인 인체조직은 인간의 기술로 쉽게 만들 수 없으며, 이 중에서 가장 만들기 힘든 조직 중 하나가 관절연골이라는 것을 알게 되었습니다.

그래서 인간은 과학의 힘으로 완전한 관절연골을 만들기보다는 연골세포의 조상 격인 세포, 즉 만능 세포의 힘으로 연골을 분화시키는 것으로 연구의 방향을 바꾸게 됩니다. 이러한 연구가 줄기세포 연구의 시작이라 할 수 있습니다.

줄기세포 연구는 1990년대 후반에서 2000년대 초반부터 쏟아져 나오기 시작했습니다. 사실 줄기세포라는 개념이 있기 전인 1980년대에서부터 손상된 연골 밑에 있는 연골하골에 무언

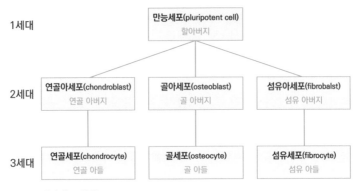

표 5-1. 줄기세포 분화도

가 새로운 것을 만들어낼 능력이 있음을 조금은 알고 있었습니다. 그 당시 우리가 의학계에서 불렀던 그 세포의 이름은 조상세포, 즉 세포들의 할아버지 정도가 되는 '만능세포'였습니다. 아마도 이것이 줄기세포 개념과 거의 일치한다고 볼 수 있겠습니다.

　이런 만능세포를 골수에서부터 뽑아내기만 하면 그것이 연골아세포, 골아세포, 섬유아세포가 됩니다. 이러한 블라스트 계통으로 변한 세포가 다시 연골세포, 골세포, 섬유세포와 같은 성체 세포에 도달하게 되고, 성체 세포들이 만들어지면 조직 치유가 일어난다는 사실을 알고 있었습니다. 그러다가 1980년대 후반부터 이런 세포 재생의 기전을 실제 환자들에게 적용하여 연골 재생을 유도하는 수술적 치료가 본격적으로 적용되기 시작합니다.

마모연골성형술

1980년부터 1990년대까지는 연골이 망가지고 뼈가 드러나면 내시경 후 연골하골에 3~4mm 정도 되는 절삭기를 넣어서 긁어내는 마모연골성형술이 시행됐습니다. 마모를 통해 연골에서 피가 나오게 했더니 하얗게 덮이는 성분들이 있었던 것에서 착안한 수술법입니다. 문제는 연부조직을 덮는 이 하얀 성분의 대부분이 2형 콜라겐의 질긴 조직인 연골세포가 아닌, 1형 콜라겐의 쉽게 망가지는 조직인 섬유세포를 재생시키는 경향이 있다는 점이었습니다. 피부로 말하자면 진성 피부가 아니라 마치 화상을 입었을 때 덮이는 쭈글쭈글한 피부 같은 형태로 변하는 것이었죠. 겉모습은 연부조직이 하얗게 덮어서 예뻐 보여도, 막상 걸었을 때 물이 차고 아픈 현상은 오히려 수술 전보다 악화된 듯한 문제들이 있었습니다.

미세천공술

이러한 마모연골성형술의 문제로 인해 90년대 후반을 거치면서 미세천공술이 주목받게 되었습니다. 미세천공술은 연골하골을 갈아서 뼈를 무너뜨려 망가뜨리는 것이 아니라, 연골하골에 구멍을 뚫어서 아주 미세한 골절을 만드는 방식이었습니다. 이 미세한 골절을 통해서 줄기세포는 많이 흘러나오고, 연골하골은 성상을 그대로 유지할 수 있게 되었습니다.

미세천공술로 수술 방법을 조금 바꾸었더니 놀라운 일이 일어났습니다. 이제는 하얀색으로 덮이는 것이 비교적 괜찮았고, 그곳에서 나오는 연골세포도 이른바 '고품질'의 2형 콜라겐이 전부는 아니었지만 비교적 '저품질'의 1형 콜라겐과 반반씩은 섞여 나오며 재생이 일어난다는 것을 알게 된 것입니다. 지금까지도 가장 표준적인 연골재생술로 쓰고 있는 자가줄기세포재생술의 기본이 되는 미세천공술은 이렇게 탄생했습니다.

미세천공술은 스테드먼 호킨스 클리닉의 창시자인 스테드먼 박사가 발표했고, 그 논문은 현재 연골재생술 중에서 가장 많이 인용되고 비교되는 저명한 자료입니다. 박지성 선수도 콜로라도주 베일에 있는 스테드먼 호킨스 클리닉에서 이러한 연골재생술을 받지 않았을까 생각합니다. (당시 박지성 선수가 소속되어 있던 맨체스터 유나이티드 구단이 선수의 의무기록을 공개하지 않았기 때문에 그렇게 추정만 하는 것입니다.)

그런데 문제는 연골 결손의 크기가 작을 때는 비교적 괜찮지만 크기가 커지면 아무래도 재생에 한계가 있다는 점입니다. 관절면의 대부분을 침범하는 큰 면적에 구멍 몇 개를 뚫는다고 재생이 다 일어날 수 있을지에 관한 회의론과 문제점들이 대두되

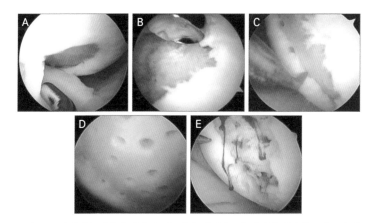

그림 5-5. 관절경을 이용한 미세천공술 과정. 관절연골이 뼈에서 떨어지는 연골 손상 (A)이 있는 경우, 손상된 연골을 제거하고 정상적인 연골이 나올 때까지 주변을 정리 (B)한 후, 날카로운 송곳 같은 수술 기구로 뼈에 구멍을 뚫는다(C). 4mm 간격으로 균질하게 구멍을 뚫게 되면(다발성천공술, D) 뼈(연골하골)에서 줄기세포가 풍부한 피가 흘러나와 연골 손상 부위에 응고되고(E), 이후 이 혈액 응고를 통해 줄기세포의 활동으로 연골 재생에 이르게 된다.

었고, 이후 연골 재생의 연구가 더욱 발전하면서 구멍만 뚫어서 줄기세포를 내는 것보다 더 훌륭한 방법들이 소개됩니다.

자가연골세포이식술

손상된 연골을 가진 환자 자신의 관절 내에서 정상적이면서도 기능이 중요하지 않은 부위의 연골세포를 3~4mm 정도만 떼어 실험실에서 배양하면, 떼어낸 연골세포의 20~30배(연골세포의 수를 기준으로 하면 100만 세포 이상)의 연골세포를 얻을 수 있습니다. 이렇게 배양한 자기 세포를 연골 손상 부위에 다시 넣어주는 치료법을 자가연골세포이식술이라고 합니다.

'그림 5-6'은 자가연골세포이식술의 과정을 보여줍니다. 진단을 통해 관절연골의 손상이 확인되면 대퇴과 내측 혹은 외측의 위쪽에서 정상 연골을 채취합니다. 그리고 약 5~6주간 세포 분리 과정을 통해 채취한 연골조직으로 연골세포를 배양합니다. 배양된 연골세포가 확보되면 손상된 관절연골 부위를 정리한

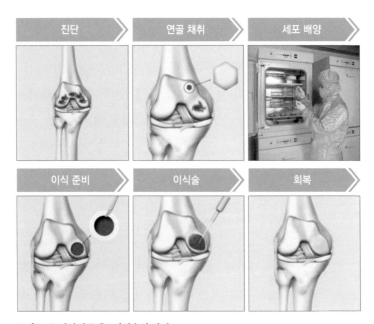

그림 5-6. 자가연골세포이식술의 과정

후 인공 콜라겐을 부착시키며, 여기에 배양한 연골세포를 이식합니다. 이렇게 자가연골세포이식술을 시행한 뒤 수개월이 지나면 손상된 연골이 정상 연골로 변한 것을 확인할 수 있습니다.

1990년대 후반에 이 수술법은 굉장히 획기적인 기술이었습니다. 당시에는 대부분의 연골 손상이 이 수술로 극복될 것이라는 기대가 있었고 상당히 좋은 실험 결과도 있었는데, 막상 실제 임상에 적용하고 보니 여러 문제점이 발견되었습니다. 많은 공을 들여서 두 번에 걸친 수술을 해야 했고, 실험실에서 연골세포를 배양하는 데도 적지 않은 비용이 들어갔던 것입니다. 너무나 큰 비용과 시간을 소비해야 해서 정상 연골을 만드는 데 한계가 있는 기술이라는 사실을 결국 인정할 수밖에 없었습니다.

또한 정상적인 연골의 구조 중 약 10%만 이런 연골세포이고, 대부분의 기질은 단단하고 비싼 2형 콜라겐의 프레임으로 이루어져 있는데, 연골세포를 이식한다고 해서 2형 콜라겐이 항상 100% 만들어진다는 보장이 없다는 문제가 있었습니다. 2형 콜라겐이 안정적으로 만들어지지 않아서 1형 콜라겐이 만들어지거나, 예측할 수 없게 형성되는 일도 있었고요. 10%밖에 안 되는 연골세포를 높은 농도로 꽉 채워놓는다고 해서 이것이 항상 정상 연골로 가는 것은 아니라는 한계도 있었습니다.

초기에는 액상으로 존재하는 세포를 뼈 표면(관절연골 위치)에 붙이기 위해 골막(뼈의 표면을 둘러싸고 있는 결합조직)을 이용했습니다. 이것이 1세대였는데, 경골의 골막을 일부 떼어내서 관절연골 결손 부위에 물 샐 틈 없이 꿰매고, 그 사이에 연골세포의 고농축액을 밀어 넣는 방식이었습니다. 문제는 이렇게 골막을 꿰매기 위해서는 아주 많은 시간과 노력이 필요하단 점이었습니다. 설령 그렇게 해서 잘 꿰매놓아도 시간이 지나면 골막 자체가 과증식하여 오히려 재생된 연골 덩어리가 다 떨어져 나가면서 무너져 버리는 실패 기전이 나타났습니다. 결국 1세대 자가연골세포이식술은 성공하지 못한 양상으로 마무리됩니다.

그 후 의학이 발전하면서 2세대 기술이 적용되었습니다. 자기 경골의 골막을 쓰지 않고, 관절연골막을 형성할 수 있는 아주 매끄러운 콜라겐을 인공으로 만들어서 그 위치에 연골세포를 이식하는 방법입니다. 이 기술은 현재에도 쓰이고 있습니다.

우리나라에서는 피브린글루(fibrin glue)라고 하는 겔 타입의 섬유소와 연골세포를 함께 주입하여 연골 결손 부위를 겔 상태로 안정화하는 방식의 수술이 도입되어 쓰이고 있습니다. 자가연골세포이식술은 비교적 큰 연골 결손 부위에 쓰이는 수술 방법이며, 50세 이하의 젊은 연령층에서는 앞무릎 부위가 아닌 내외측 체중 부하 부위의 연골 결손을 수술할 경우 보험 적용이 될수 있다는 장점이 있습니다.

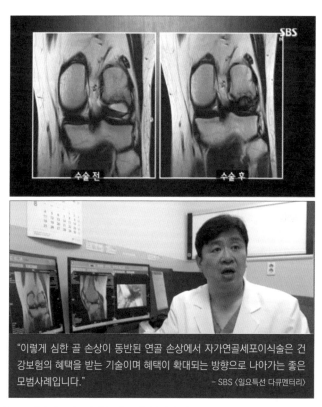

"이렇게 심한 골 손상이 동반된 연골 손상에서 자가연골세포이식술은 건강보험의 혜택을 받는 기술이며 혜택이 확대되는 방향으로 나아가는 좋은 모범사례입니다." — SBS 〈일요특선 다큐멘터리〉

그림 5-7. 자가연골세포이식술 전후 사진(위)과 관련 내용을 설명하는 모습(아래)

자가골연골이식술

자가골연골이식술은 연골 결손 부위의 크기가 그리 크지 않을 때 주로 사용됩니다. 잘 쓰지 않는 부위의 정상 연골과 뼈를 한꺼번에 떼어서 옮겨 심는 방식이죠. 비교적 결과도 좋고, 운동선수처럼 연골 결손을 빨리 치료해서 운동에 복귀해야 하는 상황에서 매력적인 방법입니다. 자기 연골을 사용하며 뼈까지 떼어내 플러그처럼 고정하기 때문에 조기에 목발을 떼고 걸을 수 있고, 성공률이 높다는 장점이 있습니다.

문제는 우리나라와 같은 좌식 생활에서 과연 안 쓰는 연골이 있느냐는 것입니다. 서양에서는 슬개-대퇴관절의 바깥쪽을 떼면 안전하다고 하지만, 바닥에 쪼그려 있는 자세를 워낙 많이 하는 한국인들 중에서는 반월상연골 뒤쪽에 20배 정도의 체중이 압박되면 앞무릎 통증을 느끼는 분들이 많습니다. 그런 탓에 체중 부하 부위의 상태가 좋지 않긴 해도 통증이 그리 크지 않았는

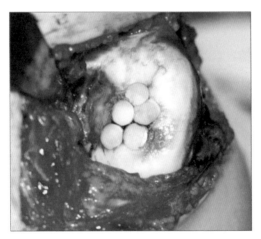

그림 5-8. 자가골연골이식술 장면. 상대적으로 잘 쓰지 않는 부위의 연골과 뼈를 플러그 형식으로 떼어내 연골이 결손된 부위에 옮겨 심어주는 방식이다.

데, 이 치료를 위해 떼어낸 공여 부위에서 오히려 예민하게 통증을 느끼게 되는 문제들이 발생했습니다. 결국 최근 우리나라에선 몇몇 운동선수들을 제외하고는 이 기술이 대중적으로 쓰이지 않고 있습니다.

줄기세포를 이용한 연골재생술

결국 연골 손상의 치유라는 과제는 줄기세포 연구로 기대를 모으게 됩니다. 황우석 교수 사태에서 보았듯이 연골세포를 재생하기 위한 줄기세포 치료와 연구는 굉장한 기대와 가능성을 가지고 있지만, 그 발전은 의사나 환자들이 기대하는 만큼 빠르지 않습니다. 그래서 항상 문제가 되는 것입니다. 효과가 우월하면서도 부작용이 적고 이왕이면 비용도 많이 들지 않는 방식을 과연 우리가 만들어낼 수 있을 것인지에 관한 한계가 있습니다.

1. 비맥

최근에 소개되는 몇 가지 기술들이 더 있지만, 저는 이를 비판적으로 살펴볼 필요가 있다고 생각합니다. 먼저 비맥(BMAC)이라고 알려진, 농축된 골수세포를 이식하는 방법이 있습니다. 하버드대학교에서 연구한 이 방법은 나이가 들어서도 연골하골에 비해 조혈세포와 재생 능력이 남아 있는 골반 뒤쪽의 골수에서 세포를 추출해 사용합니다. 물론 그 안의 모든 것들이 줄기세포라고 말할 순 없지만 농축된 골수세포에는 그나마 가장 활성화되어 있으면서 안정적인 줄기세포가 모여 있습니다.

줄기세포를 얻을 때는 환자를 엎드리게 해서 뼈에 구멍을 뚫고 가장 안정적인 곳에서 피를 빼내어 얻는데, 이를 PRP와 같은 방식으로 두 번 농축해서 줄기세포가 모인 층만 골라낸 후 무릎 안에 주사하는 방법입니다. 이러한 줄기세포를 포함한 고농축 골수세포를 연골 결손 부위에 주입하고, 겉은 콜라겐 막으로 막거나 메쉬(mesh) 등에 세포를 스며들게 하는 방법으로 고정합니다.

이론적으로는 꽤 괜찮은 방법이지만 하버드대학교 외에서는 아직 많은 논문이 나오지 않고 있고, 우리나라에서도 고가의 원심 분리 장비와 콜라겐을 사용해야 한다는 문제점으로 널리 사용되지는 않고 있습니다.

2. 카티스템

또 다른 줄기세포 치료로 카티스템(Cartistem)이라는 것이 있습니다. 이 줄기세포 치료는 자신의 줄기세포가 아닌, 태아의 탯줄에 있는 혈액에서부터 추출한 줄기세포를 활용합니다. 조상단계 혹은 전지전능 세포의 단계라면 남의 것을 써도 거부 반응 없이 내 몸에서 내 것으로 만들어진다는 가장 기본적인 이론을 바탕으로 하고 있습니다. 황우석 교수의 배아줄기세포에서도 볼 수 있듯이, 태아의 초기 단계로 갈수록 줄기세포의 힘은 커지기 때문에 목적으로 하는 세포를 무엇보다 잘 만들어낼 수 있다는 장점이 있습니다.

하지만 이런 카티스템을 이용한 줄기세포 연골재생술은 무릎관절에 줄기세포 주사를 맞는 방식이 아닙니다. 무릎관절을 절개하고, 손상된 관절연골 부분을 다듬고, 3mm 또는 5mm 정도의 구멍을 일정한 간격으로 뚫은 후 여기에 배아줄기세포를 이식하는 수술입니다. 다른 연골재생술과 같이 개방적 절개를 하고, 수술 후 3개월 정도 비체중 부하 및 목발 보행을 해야 합니다.

이 수술은 연골 재생에는 비교적 성공적인 결과를 얻고 있으나 첨단 수술 방법의 문제가 남아 있습니다. 줄기세포의 연골 재생 과정이 잘못되어 연골이 만들어질 곳에 치아가 만들어진다거나 뼈가 만들어지는 것과 같이 이소성 조직이 형성될 경우에 대한 문제가 있으며, 조금 더 나아가자면 조직이 불안정해져서 암

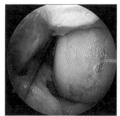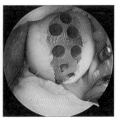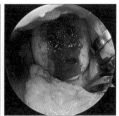

그림 5-9. 카티스템을 이용한 줄기세포 치료 과정

으로 변할 가능성과 유전적 안전성 문제도 해결 과제입니다. 카스티엠이 임상에 적용된 지 14년간 이와 관련한 심각한 부작용 보고는 없었지만 여전히 꾸준한 추적 연구가 필요합니다.

현재 미국에서 시카고대학교를 중심으로 이러한 임상시험이 국내 기술로 진행되고 있다는 점은 참 자랑스러운 일이지만, 미국의 식약처는 이 기술이 일반화되려면 적어도 20년 이상의 안정성을 보일 것을 요구하고 있습니다.

∞

줄기세포를 이용한 관절연골 결손의 치료는 최근 가장 활발하게 연구되고 있는 만큼 다양한 기술이 소개되고 있습니다. 하지만 아직 충분한 임상 경험과 안정성이 입증되지 않아 실제로는 사용하기 어렵거나, 사용 가능하더라도 가격이 너무 비싼 경우가 많습니다. 의학적 타당성이 충분히 입증된 대부분의 치료는 의료보험이 적용되고 제조와 효과에 따른 비용 대비 효과가 산출되므로 우리나라에서는 그리 비싸지 않으면서도 안전하게 치료를 받을 수 있습니다. 반면 아직 신기술 단계에 있는 첨단 치료는 그 높은 가격만큼의 효과를 입증한다고 보기 어려워서 신중히 선택해야 합니다.

연골 재생치료와 관련해서 당부의 말씀을 드리고 싶은 것이 있습니다. 줄기세포를 이용한 연골재생술은 관절염 치료가 아니라는 점입니다. 이 치료법은 관절 자체는 정상 구조로 되어 있으나 한 군데에 국한되어 기계적으로 망가진 형태에 적합합니다. 예를 들어, 박지성 선수같이 운동을 너무 과격하게 해서 반월상연골이 도려내진 위치에만 망가짐이 생긴 경우가 가장 좋은 적응증이겠지요. 나이가 들어서 관절염이 생기면 군데군데 연골이 망가지면서 독성 물질이 나오고, 반복적이고 기계적인 압박을 많이 받아서 육안으로는 좋아 보여도 이미 깊은 부위에는 망가진 비정상 연골이 광범하게 존재하게 됩니다. 이 때문에 망가진 부위가 젊은 연골세포로 재생된다 하더라도 남은 세포들이 견뎌내지 못하는 경우도 많고, 이미 연골을 파괴하는 독성 물질이 많이 존재하는 관절염의 환경에서는 치료 성공률이 떨어질 수밖에 없습니다. 따라서 과연 연골재생술이 내 몸에 적합한지, 나이 든 사람에게 얼마나 좋은 수술인지 등에 대해서는 여전히 비판적으로 지켜봐야 할 필요가 있다고 생각합니다.

관절연골 재생 이후
재활치료

재활치료를 할 때는 수술을 통해 재생된 약한 연골조직이
손상되지 않게 하면서도, 좋은 자극을 통해 초자연골로
잘 재생될 수 있도록 돕는 것이 가장 중요하다.

2007년 대한민국 축구 스타 박지성 선수가 무릎 부상으로 수
술대에 올랐습니다. 수술은 대퇴 내과의 연골재생술이며 미세
천공술 방식으로 받은 것으로 알려졌습니다. 그 후 무려 6개월
간 박지성 선수는 목발을 짚은 채로 자선 축구 대회나 공개 석상
에 모습을 드러냈습니다.

당시 많은 사람들이 이런 우려를 했습니다. '박지성 선수가
수술하고 오랫동안 목발을 짚고 다니게 되는 것 아닌가?', '저렇
게 오래 목발을 짚고 다니면 이제 더는 뛰지 못하게 되는 것은
아닌가?' 하지만 수술 후 6개월이 지나자 박지성 선수는 목발을

떼고 훈련에 복귀했고, 불과 2개월 만에 축구 경기에 교체선수가 아닌 선발선수로 뛰면서 풀타임 경기를 다 소화해내는 놀라운 모습을 보여주었습니다.

이는 연골재생술과 그 이후 재활 과정을 잘 보여주는 사례라 할 수 있겠습니다. 연골재생술을 할 때는 자가 줄기세포를 이용해 연골을 재생하고, 배양한 동종 줄기세포를 이용해 수술하며, 수술 초기에는 줄기세포를 뼈에 붙여줍니다. 줄기세포가 뼈에 붙어 안정기를 거치면서 주변의 염증조직을 끌어모아 연골세포를 분화시키고 콜라겐 기질을 만드는 과정이 서서히 일어나게 됩니다. 재활에서는 이런 과정 동안 재생된 약한 연골조직이 손상되지 않게 하면서도 꾸준히 좋은 자극을 줘서 초자연골로 잘 재생되도록 하는 것이 가장 중요합니다.

줄기세포에서 관절연골로
분화되는 과정과 강도

관절연골 재생의 환자 사례에서 보셨듯이 연골 밑의 뼈인 연골하골에 구멍을 뚫으면 그 안의 골수에서 줄기세포가 풍부하게 함유된 피가 나오게 됩니다. 이러한 피는 관절 안에서 굳어서 딱지가 됩니다. 피가 굳어지는 것을 이용한 먹거리인 '선지'

와 같은 원리라고 볼 수 있습니다. 그러나 일반적으로 피가 나서 굳는 딱지, 또는 선지에 비해 연골하골에서 나온 혈응괴에는 줄기세포가 풍부하게 들어 있습니다. 이 혈응괴를 영어로는 슈퍼 클로트(Super Clot)라고 하는데, 개인적으로는 '슈퍼맨 선지'라고 부르는 게 가장 이해하기 쉬운 표현인 것 같습니다. 이 응고된 피가 점차 연골조직으로 변해가기 때문입니다.

초기에는 선지처럼 숟가락만 갖다 대도 결대로 쪼개지는 약한 조직입니다. 하지만 이 슈퍼 클로트에 초기 응고가 일어나면 줄기세포가 점차 움직이면서 자기 자리인 뼈 위로 이동하는데, 48시간 정도가 지나면 안정적으로 연골하골에 안착되어 쉽게 씻겨 나가지 않는 상태가 됩니다. 그 후 슈퍼 클로트는 다양한 신호와 물질을 분비하여 성장인자와 조직들의 치유를 일으키는 성분들을 끌어모으기 시작합니다. 이러한 과정은 염증이 일어나는 기전으로, 마치 뼈가 부러지면 붓고 열이 나다가 점차 부기가 가라앉고 열도 서서히 걷히면서 뼈가 붙어가는 과정과 같은 이치입니다. 골절의 치유 역시 줄기세포의 치유 과정을 거치기 때문에 이런 조직 치유 과정이 염증 과정이라 할 수 있습니다.

통상적으로 '염증'이라고 하면 고름이 나오고 관절이나 조직이 파괴되는 세균성 염증 또는 화농성 염증으로 오인하곤 합니다. 그래서 빨리 약을 쓰거나 수술을 해서라도 염증을 가라앉혀야 한다고 생각하기 때문에 염증 과정을 거쳐서 치유된다는 말이 잘 이해되지 않고, 혼동을 줄 수도 있습니다. 그러나 조직을 파괴하는 고름을 만드는 염증을 '나쁜 염증'이라 부르고, 조직 치유를 돕는 과정을 '좋은 염증'이라고 부르면 연골 치유를 이해하는 데 도움이 될 것 같습니다.

좋은 염증의 활동 결과, 수술 후 6주 정도 경과하면 선지 같은 약한 조직이 좀 더 복잡한 콜라겐 조직으로 변하고 강해져서 구운 두부 정도의 강도가 됩니다. 그래서 수술 후 6주가 지나 실내에서 비틀거리지 않고 조심스럽게 걷는다면 목발을 떼고 걸어도 됩니다.

그 후에도 조직은 계속 내적 강화 단계를 거쳐서 수술 후 3개월 정도가 지나면 말랑말랑한 고무공 정도의 강도에 이르게 됩니다. 이러한 강도라면 약간씩 비틀릴 때 붓거나 물이 차게 될 수 있으나 재생되는 연골조직이 그 정도의 활동으로 망가지지는 않는 시기입니다. 따라서 수술 후 3개월 정도가 되면 실외에서도 완전히 목발을 뗄 수 있습니다.

목발을 떼고 걸을 수는 있지만 연골조직의 염증기는 지속됩니다. 수술 후 6개월이 지나 강도가 강해지고 안정적으로 성숙하면 딱딱하고 매끄러운 초자관절연골의 성상을 가지게 됩니다. 이 시기가 되면 운동선수는 운동에 복귀할 수 있습니다. 박지성 선수는 조직 치유가 일어나는 수술 후 6개월 동안 조직을 철저하게 보호하느라 목발을 짚고 다니면서 근력 강화 운동을 하며 복귀를 준비했을 것입니다. 일반인들은 수술 후 6개월 정도가 되면 좋아하는 운동을 조금씩 시작할 수 있고, 여행이나 가벼운 등산, 달리기 등이 가능해져서 수술 후 상당히 안정되는 시기입니다.

연골조직은 이후에도 발전하여 수술 후 1년 6개월까지 정상 연골로 성숙하는데, 이런 시기를 리모델링(재형성) 시기로도 부릅니다. 수술 후 6개월이 지났는데도 여전히 불편함을 느낀다면 시간이 시나면서 서서히 좋아질 것이란 희망을 가지고 근력 강화 및 재활 운동을 지속하기를 권합니다.

수술 후 재활 프로그램

이러한 조직 치유의 기전과 기간, 강도를 기초로 재활 프로그램이 만들어집니다. 연골 재생을 위한 재활치료에서 가장 중요한 개념 중 하나가 기계적 전환(mechanotransduction)입니다. 관절에 기계적 자극이 가해지면 복잡한 조직 변형이 일어나면서 세포에 직접적으로 신호를 주게 되는데, 이러한 신호가 세포핵과 세포 골격의 이온 통로를 활성시켜 세포 내 화학 신호로 전달됩니다. 이를 기계적 전환이라 합니다. 적절하고 좋은 기계적 자극은 세포의 긍정적 반응으로 전환되어 연골 재생을 돕게 됩니다.

뼈에 구멍을 뚫어서 혈응괴를 만들면 처음에는 약하기 때문에 24시간 깁스를 해서 관절을 고정시키는 방법은 일견 안전해 보입니다. 하지만 이는 조직 치유를 위한 적절한 자극까지도 전부 차단하게 되어 몹시 나쁜 재활 과정이 될 수 있습니다. 초기 6주 동안에는 혈응괴가 '구운 두부' 정도의 강도로 발전할 때까지 목발을 잘 잡아서 재생된 연골이 짓이겨지는 것은 보호해주어야 하겠지만, 하루 6시간씩 관절을 움직이는 관절 운동을 하는 것을 권장합니다. 이러한 좋은 자극은 기계적 전환으로 관절 운동이 될 때 관절액을 통해 혈응괴에 영양을 공급해줍니다. 또한 줄기세포에 움직이는 관절의 신호 기전을 전달하여 중배엽 조직 중 무엇이든 만들 수 있는 줄기세포가 뼈나 섬유조직이 아닌 관절연골을 만들도록 유도하는 기능을 합니다. 이 때문에 저는 연골재생술을 받은 모든 환자에게 수술의 방식과 상관없이 수술 후 6주간 하루 6시간의 관절 운동을 하도록 권장합니다.

하루 6시간이라는 긴 시간 동안 관절 운동을 하기가 사실상 어렵기 때문에 환자가 다리를 올려놓으면 기계가 움직여서 운동시켜주는 재활 장비가 있습니다. 이를 '지속 수동 관절 운동 기계(Continuous Passive Movement Machine, CPM)'라고 부르며 이 기계를 이용하면 힘들지 않게 6주의 기간을 보낼 수 있습니다.

재활에는 관절의 굴곡 및 신전 운동뿐 아니라 체중 부하의 원칙도 있습니다. 앞에서 말했듯이 수술 후 6주간은 발가락만 닿게 목발 보행을 합니다. 수술 후 6주에서 3개월간은 실내에선 목발을 떼고 전 체중 부하를, 실외에서는 목발 보행을 합니다. 3개월에서 6개월간은 목발을 떼고 정상 보행을 하면서 근력 강화 운동과 운동 복귀 준비를 하며, 6개월 이후가 되면 달리기나 가벼운 운동, 지속적인 근력 강화 운동 등을 할 수 있습니다. 이 중에서 가장 중요한 요소 중 하나가 근력 강화 운동입니다. 연골재생술을 받은 이후에는 각별히 노력하지 않으면 무릎 주변의 허벅지 근육이 다 빠지고 약해집니다. 원래 '이가 없으면 잇몸이 튼튼해야 한다'는 원칙으로 관절에 문제가 있을 때 관절 주변 근육을 더 강화해야 하는데, 수술 후 재활 과정에서 오히려 근력이 약해질 수 있으니 수술 초기부터 이런 부작용을 막기 위해 노력해야 합니다.

근력 강화 운동 역시 연골 재생 기전에 맞추어 이를 도와주는 기계적 전환의 큰 개념으로 재활 과정에 배치되어야 합니다. 초기에는 다리에 힘을 주었다 뺐다 하는 대퇴사두근 세팅 운동에서 시작하고, 다리를 들어 올릴 수 있으면 앞과 옆으로 다리를 들어 올리는 운동을 수행합니다. 목발을 짚는 시기라 해도 의자에 앉아서 다리를 들어 올리는 운동을 합니다. 6주가 되면 실내에서 목발을 뗄 수 있으므로 스쿼트 운동이나 윌스쿼트 운동을 하며, 3개월째가 되면 다리를 번쩍번쩍 들어 올리면서 걷는 파워 워킹, 밸런스 운동, 방향 전환 운동 등으로 발전해야 합니다.

수술 후 재활 프로그램(명지병원 스포츠의학센터)

1. 증식 단계(수술 이후~6주): 초기 치유 과정의 시작

목표	• 부종 감소, 점진적인 관절 가동 범위 회복 • 대퇴사두근의 자발적 수축 강화
방법	• 수동적 관절 운동과 조절된 부분 체중 부하 1) 무릎관절 내부 마찰을 방지해주는 관절활액의 활성화를 　통해 연골의 영양 공급을 촉진한다. 2) 연골세포 내의 기질 생성을 위해 적절한 자극을 제공한다.

① 가동 범위 회복 운동

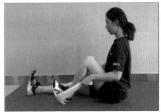
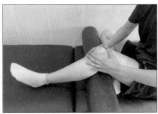

수건을 이용한 굴곡 운동　　　　　슬개골 움직임 운동

② 근력 강화 운동

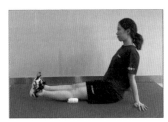

대퇴사두근 능동적 수축 운동

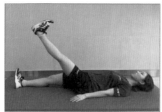
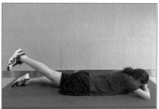
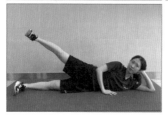

하지 직거상 운동

③ 고유 수용성 감각 증진 운동

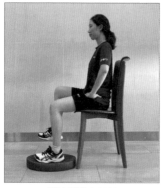

워블 밸런스 보드

2. 전이 단계(6주~3개월): 조직세포의 강도가 점점 강해지는 시기

목표	• 근력 및 부분 체중 부하에서 전 체중 부하로 점진적인 진행
방법	• 정상 보행을 하기 위한 전 단계로, 약화된 대퇴사두근 및 햄스트링 강화를 통해 부분 체중 부하 상태의 운동을 진행한다.

① 중심 이동 훈련

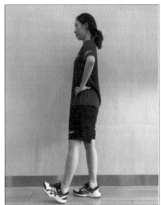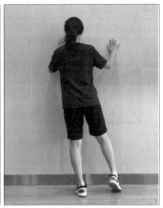

중심 이동

② 근력 강화 운동

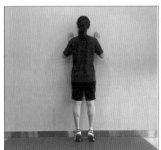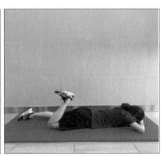

카프레이즈 종아리 운동   레그 컬 허벅지 굴곡 운동

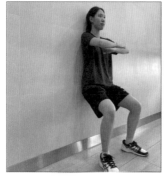
월스쿼트

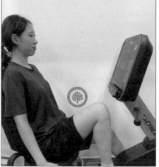
고정식 자전거

③ 보행 연습

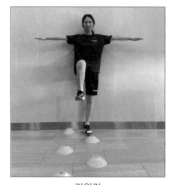
컵워킹

3. 재형성 단계(3개월~6개월): 조직이 좀 더 단단해지고 결합되는 시기

목표	• 전 체중 부하, 정상 보행 시작
방법	• 지속적인 운동을 시행하면서 걷기나 계단 오르기와 같이 일상 생활 복귀를 위한 저·중강도의 충격 활동들을 시작한다.

① 근력 강화 운동

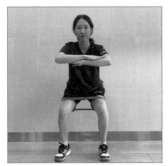

스쿼트 자세에서 옆으로 걷기

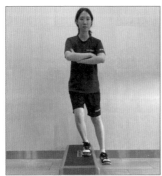 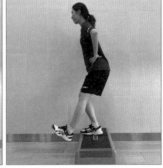

스텝박스 운동

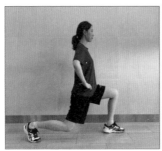 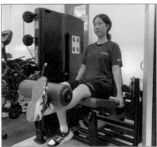

런지 운동   레그 익스텐션

② 고유 수용성 감각 증진 운동

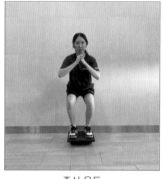

중심 운동

보수 위에서 걷기

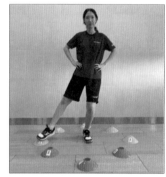

한 발로 지정된 방향 찍기

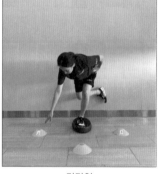

컵터치

4. 성숙 단계(4개월~6개월):
조직이 완전히 성숙하는 시기(18개월까지 지속 가능)

목표	운동 복귀를 위해 완전한 활동 상태로 돌아가는 단계
방법	• 충격에 대한 부하를 허용하여 기능적인 운동을 시행한다. • 자가연골이식술과 자가연골세포이식술의 경우 고부하의 충격을 주는 스포츠 활동보다는 기능 회복에 초점을 맞춰 진행한다.

① 기능적 운동(1단계)

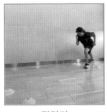

| 달리기 | 플라이오메트릭 | 저항 다이내믹 런지 |

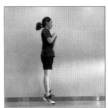
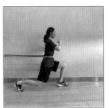

② 기능적 운동(2단계)

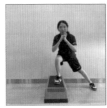
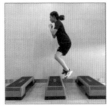
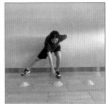

| 스텝박스 위에서 사이드 점프 | 스텝박스 점프 | 사이드 스텝 |

수술 후 기간별 목표

기간	목표	근력 검사 목표
12주	일상생활 복귀	–
6개월	가벼운 조깅	양측 하지 비교 30% 이내
9~12개월	축구 및 농구	10~15% 이내 / 기능수행검사 실시

재활운동 프로그램 계획표

항목 \ 주차	0~2	3~4	5~6	7~8	9~12	13~16	17~20	21~24
관절 가동 범위(최소 목표)								
• 0~90°	○							
• 0~130°		○						
슬개골 움직임 운동	○	○						
스트레칭								
• 햄스트링, 비복근, 장경인대	○	○	○	○	○	○	○	○
• 대퇴사두근		○	○	○	○	○	○	○
근력 강화								
• 대퇴사두근 수축 운동, 하지 직거상 운동, 무릎 완전 신전 운동	○	○	○					
• CKC: 월스쿼트, 카프레이즈 운동					○	○		
• OKC: 세라밴드 사용 운동		○	○					
• 레그 익스텐션, 레그 컬 (기계 사용)					○	○	○	○
고유 수용성 감각 훈련								
• 중심 이동 운동(앉아서)	○	○	○					
• 부분 체중 부하				○	○			
• 전 체중 부하(한 발로 서기, 걷기)						○	○	○
달리기, 점프							○	○
방향 전환 달리기, 플라이오메트릭 훈련								○

Chapter 6

60대 이후
무릎이 아파요

| 퇴행성 관절염 |

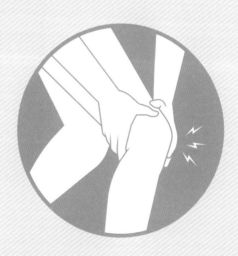

60대 이후에 많이 발생하는 대표적인 질환이 바로 '퇴행성 관절염'입니다. 실제로 이 병에 관해 연구했더니 생각보다 염증은 그리 크지 않았고, 다만 오랫동안 닳아 해지는 기계적 마모가 관절염의 큰 원인을 차지했습니다. 따라서 '관절염'이란 병명은 아주 잘못된 것입니다.

100세 시대를 맞아 나이가 들면서 장수의 축복을 누려야 할 때 찾아오는 불청객인 관절염을 관리하기 위해서는 스스로가 내 몸의 주치의가 되어야 합니다. 이번 챕터에서는 관절염의 진행 정도에 따른 단계별 치료법을 잘 알아본 후, 병이 진행되는 것을 막기 위한 적절한 수술적 치료법, 그리고 내 몸의 주치의가 되어 직접 자신의 관절염을 관리해나가는 요령을 알아보겠습니다.

퇴행성 관절염이란
무엇인가?

관절염은 초기에 염증기를 거치지만, 점차 병이 진행되어
다리에 변형이 일어나는 시기가 되면 오히려 염증보다는
기계적 마모가 주요한 병리 기전이 된다.

이제, 이 책의 가장 중요한 주제인 관절염에 관해 이야기하려고 합니다. 지금까지 우리는 무릎관절염을 이해하기 위해 연령별 주요 질환들을 하나씩 살펴보았습니다. 이러한 질환들은 관절염과 동일하진 않지만, 최종적으로는 관절염을 유발할 수 있는 위험 요소들입니다. 연령별 무릎 질환들을 잘 이해하고 시기와 치료 방법을 적절히 선택해서 최종적으로 관절염의 진행을 막을 수 있도록 인생의 큰 전략을 세워야 합니다.

반월상연골의 기형이나 파열, 연골 손상 등은 각각 구체적인 해부학적 위치가 있고, 이러한 손상이 미치는 관절 기능의 손실

역시 사체 실험이나 생역학적 연구를 통해 잘 밝혀져 있습니다. 또한 그 치료도 최선책, 차선책, 향후 관절염으로 진행될 예후 등에 따라 잘 정립되어 있습니다. 이에 비해 관절염은 아주 오랫동안 널리 알려진 질환임에도 불구하고 그 원인과 경과, 예후, 치료 방법 등이 너무 다양하고 복잡해서 아직도 밝히지 못한 부분이 많습니다.

특히 연골 손상과 관절염은 아주 다른 질환이라는 이해가 필요합니다. 관절연골에 손상을 입었다는 면에서는 연골 손상과 관절염이 언뜻 비슷해 보이지만, 연골 손상은 박지성 선수의 사례와 같이 주변 조직들이 정상적인 기능을 하고 있어서 재생 수술을 하면 무릎 기능을 회복할 수 있습니다. 이에 비해 관절염은 주변 조직들에 이미 퇴행성 변화가 생겼기 때문에 연골 손상 부위를 재생해도 도로 약해져서 자꾸 비슷한 문제가 발생하게 됩니다. 그래서 줄기세포 연구는 이러한 관절염 자체를 회춘시켜 정상 관절로 돌이키려는 연구가 아니며, 나이가 들어 관절염이 꽤 많이 진행된 분이 선택할 수 있는 치료 방법도 아닙니다.

관절염의 병명과 병리

퇴행성 관절염은 영어로도 'degenerative(퇴행)'와 'osteoarthritis(관절염)'가 합쳐진 'Degenerative Osteoarthritis'입니다. 좀 더 자세히 보면 'osteo(뼈)', 'arthr(관절)', '-it is(염증)'라는 말의 복합어입니다. 그렇다면 퇴행성 관절염은 그 이름대로 염증을 일으키는 병일까요? 대부분은 그렇지 않습니다. 관절염에는 이상하리만큼 염증이 별로 없습니다. 관절염 초기에는 무릎이 붓고 물이 차는 염증기를 거치게 됩니다. 그런데 관절염이 진행되어 관절을 망가뜨리고 다리에 변형 등이 일어나는 시기가 되면 오히려 염증보다는 기계적 마모가 주요한 병리 기전이 됩니다.

그래서 국제적으로도 퇴행성 관절염은 모든 병명 중 가장 잘 못 붙여진 이름이라는 오명을 가지고 있습니다. 이런 이유로 2000년대에 들어오면서 국제 류마티스학회에서는 '관절염은 염증성 병이 아니다'라는 대명제를 발표하기도 했지요. 관절염은 무릎이 붓고 물이 차는 염증성 병이 아니므로, 기존의 강력한 항염 작용이 있는 진통소염제보다는 타이레놀 같은 단순진통제가 일차약으로 적합하다는 이 선언은 당시에 의사들 사이에서 가히 혁명적이었다 해도 과언이 아니었습니다.

이 선언은 여전히 유효합니다. 관절염은 일반적인 염증과 다른 이차적 염증으로 이해되고 있습니다. 관절을 보호하는 초자 연골의 퇴행성 변화와 마모로 인해 관절에 통증과 변형이 생기고, 이러한 과정에서 노폐물이 쌓여 무리하거나 상태가 악화될 때 이따금 물이 차게 됩니다.

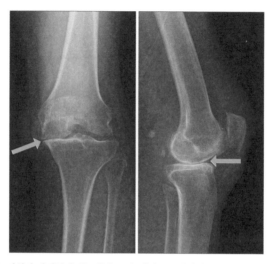

그림 6-1. 진행된 관절염의 엑스레이 소견. 화살표로 가리킨 곳은 무릎 내측으로 대퇴골과 경골이 붙어서 관절 간격이 거의 사라진 것을 볼 수 있다.

물론 이후 줄기세포 연구가 상당히 진행되면서 관절 내의 연골 재생에 관련된 요소들과, 이와 반대로 재생에 방해되거나 파괴를 만드는 요소들에 대한 더욱 정교한 연구들이 발표되었습니다. 물리적 스트레스가 염증 반응을 자극하여 결국 연골 파괴 효소들을 활성화시키고, 이런 효소들이 연골을 파괴한다는 좀 더 복잡한 병리 기전이 소개되기 시작한 것입니다.

이러한 분석과 연구를 통해 우리는 정확한 관절염 치료 전략을 세울 수 있게 됩니다. 단순하게 연골만 손상된 젊은 환자들은 줄기세포 치료를 통한 연골 재생을 기대할 수 있지만, 관절염이 있는 환자들은 연골 재생을 방해하는 많은 효소와 불리한 환경 때문에 줄기세포 치료의 예후가 좋지 않을 것으로 예측할 수 있습니다. 또한 과거에는 관절에 물이 차는 것을 대수롭지 않게 생각하기도 했지만, 관절 파괴 효소들의 활동도를 줄이기 위해서는 물이 차지 않도록 좀 더 적극적인 치료 방침을 선택해야 할 것입니다.

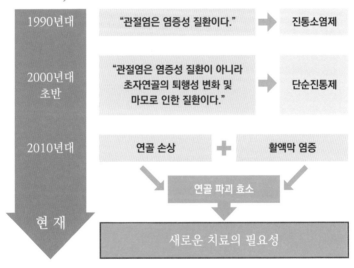

표 6-1. 관절염 치료 지침의 변화 [출처: Hoag HM, Martel J, et al. "Effects of Npt2 gene ablation and low-phosphate diet on renal Na(+)/phosphate cotransport and cotransporter gene expression". *JOURNAL OF CLINICAL INVESTIGATION* 1999;104(6):679~765. & Goldring MB, et al. "Inflammation in osteoarthritis". *Current Opinion in Rheumatology* 2011;23(5):471~478. & Kapoor M, et al. "Role of proinflammatory cytokines in the pathophysiology of osteoarthritis". *Nature Reviews Rheumatology* 2011;7(1):33~42.]

관절염 치료에 대한 향후의 방향은 불리한 환경을 이겨내고 관절연골 재생에 성공할 수 있는 추가적인 주사제 등을 개발하는 한편, 이런 다양한 연골 파괴 효소들의 활동도를 줄일 수 있는 약제나 주사제를 개발하는 방향으로 발전할 것입니다.

이러한 연구를 반영하여 일차약을 단순진통제로 발표했던 2000년대의 진료 지침은 2010년을 넘어가면서 변화하기 시작했습니다. 몸에 해가 적은 진통소염제를 일차약으로 선택하되, 3개월을 넘지 않게 복용하면서 염증과 부종이 있을 때만 약을 먹어서 악화 요인을 방지하는 방향으로 진료 지침이 바뀌게 되었습니다.

관절염의 악화 요인과
치료 전략 수립

관절염은 65세가 되면 현저하게 증가하고, 특히 여성에게서
많이 나타나는 양상을 보인다. 중년층의 여성분들은
노령에 대비하여 차분하고 합리적인 준비를 하는 게 좋다.

한국은 최근 전 세계에서 가장 빠르게 노령화되고 있는 나라
입니다. 이른바 100세 시대로 접어들고 있다는 것은 좋은 소식
일 수 있으나, 어떻게 해석하면 몹시 나쁜 소식일 수도 있습니
다. 60세가 넘어가면 으레 찾아오는 고혈압, 당뇨, 기관지염 등
의 만성 성인병을 오랫동안 잘 관리하면서 살아가는 일이 그리
쉽지는 않기 때문입니다.

여러 퇴행성 질환 중에서도 관절염, 특히 무릎관절염은 진료
비가 높은 질병에서 5위를 차지할 정도로 장수의 축복에 따르는
부작용에 해당한다고 할 수 있습니다. 게다가 무릎관절염은 삶

의 질을 떨어뜨리는 건강 관련 질환 중 2위로, 당뇨나 고혈압보다 높은 순위입니다. 관절염은 65세가 넘어가면서 확연히 늘어나는 양상을 보이므로 40대부터 자기 몸 상태에 귀를 기울이고 미리 관리하는 지혜가 필요합니다.

그렇다면 관절염의 악화 요인은 무엇일까요? 이 분야의 연구는 아직도 활발히 이뤄지는 중이어서 머지않은 미래에 관절염을 주로 일으키는 유전자형을 분석하고 방지책을 마련하는 등 첨단 연구가 진행뇌겠지만, 현재까지 입증된 악화 요인을 살펴보겠습니다.

먼저 관절염은 65세 노령층이 되면 현저하게 증가하고, 특히 여성에게서 많이 나타나는 양상을 보입니다. 중년층의 여성분들은 노령에 대비하여 차분하고 합리적인 준비를 하시는 게 좋겠습니다.

또 다른 관절염 악화 요인으로 '체중'이 있습니다. 따라서 무릎관절의 하중을 줄이는 방향으로 체중 관리를 해야 합니다. 즉, 굶어서 살을 빼는 젊은 사람들의 다이어트 방식이 아닌, 좋은 생활습관과 운동을 통해 살이 더 찌지 않는 습관을 꾸준히 만드는 것이 중요합니다.

골다공증은 관절염 통증을 악화시키는 주원인으로 작용하고, 수술적 치료를 어렵게 만드는 요인이기도 해서 적극적으로 대처해야 합니다. 폐경기 여성의 여성 호르몬 요법에 대해서는

위험 인자	기여
고령	연령이 증가할수록 발생률 증가.
여성	남성보다 여성에서 관절염 유병률이 높음.
비만	비만 환자에서 관절염 유병률이 높음.
골다공증	높은 발생률 및 느린 진행 속도와 연관.
직업	웅크린 자세, 무릎 꿇기 자세, 무릎 구부리는 동작이 많을수록 증가.
운동	큰 충격, 비트는 동작, 과사용이 많을수록 증가.
외상력	운동으로 인한 부상 후 관절염 발생 증가.
근력 혹은 기능 저하	활동이 적거나 운동 부족, 부상과 비례.
고유감각 결핍	고령, 동반 질환, 전방십자인대 손상이 동반된 경우 증가.
유전적 요인	다양한 유전적 발현을 예방하거나 변경할 수는 없음.

표 6-2. 관절염의 악화 요인

다른 전문과목에서의 상담이 필요하겠지만, 이 책에서 강조하고 싶은 점은 중년의 나이에 시작하는 근력 운동과 걷기 같은 단순하지만 좋은 유산소 운동이 향후 노령층의 골다공증을 예방하는 데 중요한 역할을 할 수 있다는 점입니다. 아령이나 다리를 들어 올리는 근력 운동을 하면 근육의 혈액 순환이 좋아지면서 관절 주변, 근육 부착부 뼈의 혈액 순환과 신진대사를 촉진하기 때문에 골다공증을 예방할 수 있습니다.

그 외 직업적으로 쪼그려 앉아서 일하는 분들은 직장에서의 자세를 무릎관절에 안전한 것으로 바꾸려는 노력을 적극적으로 하셔야 합니다. 이 직업에는 가정주부도 포함된다는 사실을 기억해야 하겠습니다.

관절염의 약화 요인을 알고 대처 방법을 세웠다면, 이제 단계별 치료 전략을 수립할 차례입니다. 그렇다면 어떤 치료 전략을 세워야 할까요? 이와 관련해서는 뒷장에 이어서 말씀드리겠습니다.

관절염의
단계별 치료 전략

관절염은 단계별로 어떻게 치료하느냐가 관건이다.
특히 1단계의 근본적인 치료 원칙을 잘 확립하는 것이
모든 관절염 치료의 기본이 된다.

관절염은 보통 엑스레이를 찍어서 검사합니다. 그런데 무릎 관절은 주로 편안하게 누워 있을 때보다 체중을 싣고 움직일 때 더 문제가 되기 때문에 엑스레이를 서서 찍고, 쪼그려서 찍는 등 하지 전체의 정렬을 볼 수 있는 자세로 몇 장 찍어보면 관절의 상태를 어느 정도 알 수 있습니다.

관절염 진행 단계는 관절 간격이 얼마나 좁아졌느냐에 따라 초기 단계, 중기 단계, 말기 단계로 구분됩니다. 관절염의 단계를 나누는 기준인 켈그렌-로렌스 분류법(Kellgren-Lawrence Grade, KL Grade)에 따르면 정상은 0기, 정상에 가깝게 관절 간격이 거의 좁

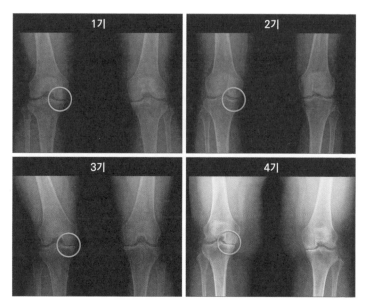

그림 6-2. 관절염의 진행 단계. 1기는 엑스레이 소견상 관절 간격이 약간 좁아져 있으며 뼈 돌기가 의심된다. 반면 2기는 관절 간격이 좁아져 있고 뼈 돌기가 명확하게 관찰된다. 3기는 관절 간격이 좁아져 있고 여러 뼈 돌기가 관찰되며 골 변형과 골 경화가 관찰되며, 4기는 관절 간격이 뚜렷하게 좁아져 있고 큰 뼈 돌기가 관찰되며 심한 골 변형과 골 경화가 관찰된다.

아져 있지 않은 초기 단계는 1기, 관절 간격이 좁아지면서 골극이 튀어나오는 중기 단계는 2기입니다. 관절이 거의 붙으려고 하는 단계(3기)와 관절이 완전히 붙은 단계(4기)는 말기 단계입니다.

초기 관절염 단계인 1기 때는 1단계 치료법이 적용됩니다. 1기는 환자가 무릎관절이 붓거나 물이 차는 걸 느끼고 병원에 오게 되는 단계라고 보시면 됩니다.

2기 때는 환자가 스스로 무릎 통증을 만성질환으로 인지하게 되고, 엑스레이상에서도 골극이 튀어나오거나 관절 간격이 좁아지는 것을 볼 수 있습니다. 일상생활을 할 때 통증이 제법 있으므로 정기적으로 병원에 방문해야 합니다. 이러한 켈그렌-로렌스 2기에서 하는 치료가 2단계 치료입니다.

3단계 치료는 마지막 단계의 치료로, 관절이 거의 닿기 일보 직전인 3~4기까지 진행된 관절염을 치료하는 단계입니다.

관절염은 단계별로 어떻게 치료하느냐가 관건입니다. 먼저 1단계 치료는 비수술적이고 보존적인 치료로, 환자가 근력 강화 운동이나 체중 감소, 생활습관의 변화 등을 통해 스스로 노력해서 만성병을 관리하는 단계입니다. 만약 2단계 치료를 통해 통증이 완화되면 다시 1단계로 돌아가면 되고, 3단계에서도 어느 정도 통증이 완화되어 수술이 꼭 필요하지 않은 경우엔 다시 1단계 치료로 돌아가게 됩니다. 따라서 1단계의 근본적인 치료 원칙을 잘 확립하는 것이 무엇보다 중요합니다. 그럼 이제부터 관절염의 단계별 치료 방법을 알아보겠습니다.

관절염 치료 1단계

1단계 치료에서 가장 중요한 것은 크게 3가지입니다. 첫 번째는 체중을 줄이는 것이고, 두 번째는 무릎 주변의 근육을 단련하는 것이며, 세 번째는 나쁜 생활습관을 개선하여 좋은 생활습관으로 바꾸는 것입니다. 이제부터 1단계 치료의 3요소에 대해 자세히 살펴보겠습니다.

1. 체중

체중 감량을 계획할 때는 '3-3-3 운동'을 기억하셔야 합니다. 3-3-3 운동이란 '3개월 동안 3kg을 빼고 3달을 유지하는 것'을 말합니다. 한 달에 1kg씩 석 달간 빼고 다시 석 달 동안 이 체중을 유지하면 관절염으로 인한 통증을 1/3가량 줄일 수 있다고 하여 3-3-3 운동이라 부르게 되었습니다.

관절염 치료를 위해 살을 뺄 때는 무조건 굶어서 빼서는 안 됩니다. 체중을 조절하기 위해서 어느 정도는 식사량을 조절해야 하겠지만 나이가 들수록 식욕과 식사량을 줄이는 게 고통스럽고, 결국 의지가 약한 자신에 대한 자책감으로 감량을 포기하시는 분이 많습니다.

관절염 관리를 위한 체중 조절은 젊은 시절의 날씬한 몸매로 돌아가는 것이 아닌, 약간 통통하더라도 3kg 정도의 적정 체중을 감량하여 무릎관절 부담을 줄이는 것이 목표입니다. 체중을 3kg 줄이면 계단을 내려갈 때는 체중의 5배 하중이 걸리므로 약 15kg의 부담을 줄일 수 있고, 바닥에 앉았다 일어날 때는 체중의 7배 하중이 걸리므로 20kg 이상의 부담을 줄일 수 있습니다.

먹는 양보다 조금 더 움직이고, 조금 더 근력 운동에 신경을 써서 매일 꾸준히 실천한다면 한 달에 1kg 감량은 그리 어려운 목표가 아닙니다. 더 빨리 많은 체중을 감량하고 싶은 마음도 있겠지만 굶어서 급하게 체중을 감량하면 다리가 더 약해지면서 부작용이 생길 수 있으므로 과하지 않게 꾸준히 식습관과 운동량을 조절하는 것을 권유합니다.

2. 근육 강화

3-3-3 운동은 관절염 치료법 중 두 번째로 중요한 요소인 무릎 주변의 근육을 강화하는 전략과 자연스럽게 연결됩니다. 무릎 주변의 근육을 강화하기 위해서는 운동을 해야 하는데, 이때 내 몸에 약이 되는 운동과 독이 되는 운동을 잘 구분하여 선택할 필요가 있습니다.

약이 되는 운동은 주로 걷기, 자전거 타기를 비롯해 물속에서 춤을 추고 운동을 하는 아쿠아로빅, 가벼운 정도의 등산과 같은 유산소 운동이 해당합니다. 가벼운 정도의 등산이라고 표현한 이유는 너무 가파르고 딱딱한 산에 올라가면 무릎이 비틀려서 많은 손상이 일어날 수 있기 때문입니다.

유산소 운동을 통해서 많이 걷고 많이 움직이면 살을 빼는 데 굉장히 좋습니다. 하지만 유산소 운동만으로는 효율적으로 관절염을 관리할 수가 없어서 좋은 근력 운동을 반드시 병행해야 합니다. 여기서 근력 운동은 허벅지 주변을 강화하는 운동을 말하며, 가장 기본적인 운동으로는 정확한 스쿼트 자세를 통해 허벅지 근육을 긴장하게 만들었다가 다시 풀어주는 세팅 운동, 그리고 계단을 오르내리는 운동 등이 있습니다. 좋은 운동을 하는 것은 무릎 건강을 위해 너무나 중요하므로, 뒤에서 약이 되는 운동에 관해 다시 한번 상세하게 설명드리겠습니다.

3. 생활습관

마지막으로 생활습관의 변화에 대해 알아보겠습니다. 한국인들의 생활습관 중에서 유독 바닥에 쪼그리는 자세가 많은 점이 가장 문제가 되곤 합니다. 그러니 우선 바닥에서 쪼그려 앉는 습관을 적극적으로 바꾸셔야 합니다. 이런 이유에서 저는 항상 환자분들께 "바닥 생활을 하지 말고 침대 생활, 소파 생활, 의자 생활을 합시다!" 하고 강하게 말씀드립니다. 청소할 때는 전기청소기나 긴 자루가 달린 걸레라든지 빗자루를 이용해서 몸을 구부리지 않고 서서 청소하고, 다림질할 때도 서거나 의자에 앉아서 해야 하며, 명절 때 전을 부치거나 음식을 만들 때도 바닥에 앉아서 요리하지 않게끔 생활 환경을 바꿔야 합니다. 식당을 이용할 때도 바닥이 아닌 의자가 있는 좌석에서 식사하고, 가족들이 함께 많은 시간을 보내는 거실에는 목욕의자 같은 간이

의자를 군데군데 놓아둠으로써 바닥에 털썩 앉았다가 일어나는 일을 피할 수 있게 유도하는 것도 생활의 작은 지혜라고 할 수 있겠습니다. 다시 한번 말씀드리지만 무릎 건강을 위해서는 생활습관의 적극적인 변화가 무척이나 중요합니다.

관절염 치료 2단계

관절염이 중기 단계에 이르면 통증이 많이 수반되고 염증기가 생겨서 부기가 커지게 되기 때문에 앞서 말씀드린 생활습관 변화나 운동만으로는 치료를 이끌어가기가 참 어렵습니다. 따라서 의사나 전문가의 도움이 필요한 단계입니다. 의사의 도움이 필요한 2단계 치료로는 약물치료와 주사치료가 있습니다.

1. 약물치료

통상적으로 우리는 약물치료로 진통소염제 계통의 약을 쓰곤 합니다. 지금까지 여러 약이 개발되어왔고 현재도 발전 중이지만 획기적으로 연골이 재생되는, 말하자면 회춘을 시킬 수 있는 약은 아직 나와 있지 않습니다. 그래서 통증과 염증을 잡기 위해 기본적으로 진통소염제를 사용하게 되지만, 진통소염제를 3개월 이상 먹으면 속이 쓰리거나 여러 가지 소화기 계통의 장애, 신장이나 혈압에서의 문제들이 발생할 수 있어서 일반적으로 약에 대한 부작용을 걱정하게 됩니다.

그런 탓인지 환자분들이 병원에 오시면 '근본적인 치료가 되지 않으면 약을 쓰지 않겠다'는 말씀을 많이 합니다. 하지만 부작용에 대한 연구 역시 약의 역사와 함께 아주 오랫동안 발전해오면서 최근에 나오는 새로운 계통의 여러 약물들은 부작용이 과거에 비해 적어도 10분의 1 이하로 줄어들었습니다. 그만큼 부작용에 대한 걱정을 많이 줄이셔도 된다는 말씀입니다.

일반적으로 퇴행성 관절염으로 관절이 닳아서 발생하는 통증의 정도를 1이라고 한다면, 가끔 염증이 일어나서 붓거나 물이 찰 때는 통증이 3~5 정도로 올라갑니다. 이때 관절에 차는 물은 관절 파괴 효소를 다량 함유하고 있어서 관절염을 더 악화시킵니다.

물론 진통소염제 계통의 약들에는 관절이 닳아서 통증에 노출되는 것까지 개선해줄 정도의 완벽한 진통 효과는 없습니다. 하지만 강력한 소염 작용이 있으므로 단순진통제와는 다르게 염증기를 효율적으로 관리해서 1 정도의 통증이 3~5까지 올라가는 것을 막아줄 수 있습니다. 그래서 저는 외래를 볼 때 항상 '약을 끊기 위해 약을 드셔야 한다'고 말씀을 드립니다. 이렇게 염증기나 통증 때문에 병원에 올 정도로 증상이 심해졌을 때는 약 2~3주 정도 약을 먹으면서 통증을 줄이고, 앞서 말씀드린

1단계 치료(체중 감량과 적절한 운동, 생활습관의 변화)를 통해 포기하지 않고 스스로 꾸준히 관리할 수 있다면 약은 저절로 끊을 수 있습니다.

다시 말해서 약을 365일 내내 매일 한 알 이상 먹는 치료보다는 간헐적이고 집중적으로 복용해서 통증과 염증이 일어나는 것을 줄이고, 참을 만한 통증이 되었을 때 주된 치료를 생활습관의 변화와 근력 강화 운동으로 전환해나가면서 약을 서서히 줄일 것을 권장합니다. 약물치료가 필요한 환자분에게 저는 이렇게 말씀드립니다. "대략 1년에 3개월에서 6개월 정도 약을 드시도록 하세요. 관절염은 만성병이기 때문에 증상이 좋아져서 약을 안 드셔도 될 때는 줄이도록 합시다." 그래야 약물에 따른 부작용도 줄이고, 약의 효과 또한 좋을 수 있습니다.

우리나라에서 치료할 때 문제가 되기도 하고, 제가 외래에서 진료를 볼 때 정말 힘들어지는 경우가 있습니다. 처방해드린 약을 환자분이 거의 안 드시고 온 데다 증상이 훨씬 악화된 경우입니다. 안 드신 이유를 여쭤보면 약에 대해 영 신뢰가 가지 않아서, 약을 먹어도 관절염이 개선되지 않으니까, 약을 먹으면 오히려 몸이 망가질까 봐 두려워서 약을 안 먹었다고 말씀하십니다. 이렇게 되면 의사로서는 체계적인 1단계, 2단계 치료를 계획할 수가 없게 됩니다.

통증이 있어서 병원에 왔는데 의사가 권하는 약이 근본적인 치료가 되지 않는다는 이유로 먹지 않아서 증상이 더 나빠지면 그 후에 남아 있는 치료법은 별로 없습니다. 결국 수술을 하거나, 더 강한 마약성 진통제를 쓰거나, 아니면 줄기세포 치료를 시도하거나, 그것도 아니면 자칫 입증되지 않은 굉장히 비싼 치료를 마구 해대는 과잉 치료로 넘어가게 되는 불상사가 일어날 수 있습니다. 저는 그것이야말로 위험한 치료 방법이기 때문에 초기에 약을 잘 쓰는 것이 굉장히 중요하다고 생각합니다.

저는 한국의 복약 순응도가 떨어지는 이유로 우리나라에 잘못 알려진 줄기세포 치료의 경향이 한몫한다고 생각합니다. 줄기세포 치료를 잘하면 관절염이 완치되어서 마치 60대의 군데군데 망가진 무릎이 20대 젊은 사람의 것처럼 변할 수 있으리라는 환상이 아직 남아 있는 것이죠. 약을 통해 관절이 재생되지 않으면 이런 분들은 약 대신 점점 더 비싼 치료, 점점 더 입증되지 않은 위험한 치료에 관심을 두고 병원들을 돌아다니게 되는, 이른바 병원 쇼핑을 하게 될 것입니다.

한국과 일본은 세계에서 복약 순응도가 가장 떨어지는, 즉 권고에 따라 약을 제대로 먹지 않는 나라 순위에서 1, 2위를 차지합니다. 우리나라 사람들이 다른 나라 사람들보다 약을 먹고 위궤양이나 위염에 걸리거나 사망에 이를 확률이 더 높다는 보고는 전혀 없습니다. 그러니 안심하시고 아플 때는 의사의 지침에 따라 약을 드셔서 문제를 슬기롭게 다루시기를 추천합니다.

2. 주사치료

약물치료에 이어 다음은 주사치료에 대해 알아보겠습니다. 현재 알려진 주사치료 방법은 크게 스테로이드 주사, 히알루론산 주사, DNA 주사, PRP 주사가 있습니다.

① 스테로이드 주사

스테로이드 주사는 소염제 또는 뼈 주사라고도 부릅니다. 굉장히 강력한 항염 효과가 있고, 맞으면 2~3주 안에 부기와 물이 빠져서 효과가 좋지요. 문제는 진행된 관절염에는 그 효과가 오래 지속되지 않는다는 점입니다. 그런 이유로 이 주사는 일시적이나마 증상을 획기적으로 개선해주면서 2~3주 간격으로 계속 맞게 되는 약물 오남용의 주역이 되었습니다.

스테로이드 계통의 모든 약은 호르몬에 영향을 줍니다. 이 약을 계속 맞다 보면 몸의 면역력이 뚝 떨어지고, 그로 인해 화농성 관절염같이 고름이 생기는 문제가 발생할 수 있습니다. 그뿐만 아니라 하얗게 피부 변색이 올 수 있고, 피하지방을 괴사시켜 녹게 만들 수도 있습니다. 염증을 가라앉혀야 할 주사가 오히려 화학적인 염증을 유발하는 경우도 있습니다. 이러한 부작용이 우리나라에 널리 알려지면서 많은 환자들이 이 주사의 좋은 효과보다 부작용을 두려워해서 꺼리게 되었습니다.

그렇다면 의학적으로 스테로이드 약물을 권장하는 횟수는

어느 정도일까요? 1년에 3~4회 즉, 약 3개월에 한 번 정도 전문의의 정확한 처방과 가이드라인에 의해서 맞는 정도는 괜찮습니다. 세계적인 선진국들의 관절염 진료 지침에도 이런 스테로이드 주사 횟수는 1년에 3~4회로 되어 있으며, 권고 등급도 높은 치료에 속해 있습니다.

스테로이드 주사는 가장 저렴하게 관절의 염증을 가라앉혀 주기 때문에 급성기, 특히 관절에 물이 찰 때 잘 쓰면 명약이 될 수 있습니다. 주의할 점은 이런 스테로이드를 관절 내에 주사하는 것은 의사의 판단하에 가능하지만, 먹는 약으로는 장기적으로 부작용을 많이 초래하므로 퇴행성 관절염에서는 금기인 약물임을 알아두시길 바랍니다.

② 히알루론산 주사

두 번째 치료법은 히알루론산 주사치료입니다. 정상 관절에는 관절연골의 실재라고도 하는 글리코사미노글리칸이 있는데, 이것이 강력한 전기적 음이온을 만들어서 물과 결합했다가 떨어지면서 스펀지처럼 충격을 흡수했다가 빼는 역할을 합니다. 이 글리코사미노글리칸을 이루는 가지가 바로 히알루론산입니다.

히알루론산 주사치료는 연골 성분에서 중요한 기능을 하는 글리코사미노글리칸의 가지를 만드는 성분 일부를 주입하는 방식의 치료법입니다. 이 치료법이 한창 활발하게 개발되던 1990

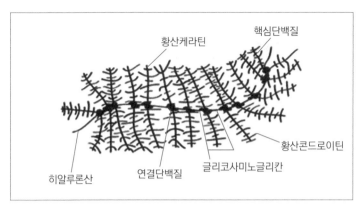

황산케라틴

핵심단백질

황산콘드로이틴

글리코사미노글리칸

히알루론산

연결단백질

그림 6-3. 히알루론산의 구조

년대 중후반에는 이것이 연골을 개선해주고 관절연골에 흡수되어서 글리코사미노글리칸의 가지 일부로 변할 것이라는 기대가 있었습니다. 그래서 '연골 재생 물질' 또는 '연골 보호 물질'로 알려졌으나, 연구가 진척되면서 이 주사가 관절의 염증을 줄일 뿐만 아니라 관절 면역체계 중에서 관절 파괴 효소인 '인터루킨'이나 '사이토카인'이라고 하는 물질들을 중화시키는 훌륭한 작용을 하고 있다는 사실을 알게 되었습니다.

문제는 그렇다고 해서 이 히알루론산이 내 몸에 흡수되어 관절 성분의 일부가 되는 것까지 기대하기는 어렵다는 점이었습니다. 결국 몸에 흡수되지 않고 일정 시간 동안 저류했다가 시간이 지나면서 서서히 약효가 떨어지는 것으로 알려졌습니다. 이런 결과를 통해 과거의 저분자량(low molecular weight)의 묽은 히알루론산보다는 고분자량(high molecular weight)의 고농도 히알루론산 도입이 필요하다는 사실을 알게 되었고, 이 연구에서 한국은 세계에서 네 번째로 고농도 히알루론산 제제를 자체 개발한 나라가 되었습니다. 저농도 주사는 일주일에 한 번씩 총 세 번을 맞고, 고농도 주사는 한 번만 맞는 방식으로 보급되고 있으며, 현재까지의 연구로는 양군 간 임상적 차이가 크지 않았습니다.

이 히알루론산은 앞서 언급한 대로 관절 파괴 효소를 중화시키는 작용을 하며, 스테로이드와는 다르게 진통 효과는 거의 없지만 끈적끈적한 성분을 보충해줘서 연골을 보호하는 기능이 있습니다. 따라서 주사를 맞은 이후 3~6주 사이에 증상이 서서히 좋아지면서 환자의 통증이 줄어들기보다는 기능이 개선되었습니다. 즉, 걸을 때의 통증은 비슷해도 계단을 내려갈 때 무릎이 많이 부드러워지는 걸 느낄 수 있습니다.

6개월 이후에 추가 주사를 하면 처음만큼의 효과는 기대하기 어려워도 약 20~30% 정도의 임상 증상을 개선할 수 있다는 보고들이 있습니다. 따라서 고분자량의 히알루론산은 1년에 한 번 맞는 것을 기본으로 하되, 증상이 크게 개선되었다가 통증이 서서히 재발하는 경우 6개월 이후에 한 번 더 주사를 맞도록 하고 있습니다.

③ DNA 주사

관절 내에 작용한다고는 하지만 아직 입증되지 않은 치료법
이 몇 가지 있습니다. DNA 주사가 그중 하나입니다. 연어에서
추출한 DNA 성분을 통증 부위에 주사하여 염증을 가라앉히고
연골 재생에 어느 정도 효과를 볼 수 있다고 하지만, 이러한 효
과에 대해서는 극히 제한적인 연구밖에 되어 있지 않습니다. 임
상적으로 좋은 결과를 보고하는 사례 역시 전 세계에서 이 주사
를 개발한 몇 개 병원에 국한되어 있어서 정보가 많지 않습니다.

최근에 이 주사가 광범위하게 쓰이고 있는데, 높은 비용만큼
의 효과를 기대할 수 있는 치료인지에 관해선 의견이 분분합니
다. 비용 대비 효과가 입증되지 않은 치료는 우리나라에서 대부
분 비급여에 속하며, 이 DNA 주사 또한 우리나라에서 허용은
되어 있으나 비급여로 처리되고 있습니다.

④ PRP 주사

DNA 주사와 비슷하게 입증되지 않은 치료법 중 하나가 앞
에서도 소개했던 PRP 주사입니다. PRP 주사는 혈소판 풍부 혈
장을 주사하는 방식으로, 혈소판의 알파과립이 가진 치유 성분
이 혈액 응고 작용과 함께 새살이 돋아나게 합니다.

PRP 주사가 무릎관절에서 많이 연구된 분야는 슬개건염(앞무
릎 통증)입니다. 관절염과 다르게 힘줄에 만성적으로 생긴 염증

을 개선하는 데 이 주사가 어느 정도 효과가 있다고 합니다. 힘줄의 만성염증성 변화뿐 아니라 어깨회전근개의 일부 파열이나 충돌증후군 등에도 효과가 있다고 알려졌으며, 미국의 하인스 워드 선수 사례를 통해 스포츠 손상들에도 일부 효과가 있음을 알 수 있습니다.

단, 관절염 치료 영역에서 이 PRP 주사는 아직 굉장히 초보적인 연구 단계에 있습니다. 그 이유는 먼저 PRP 안에 있는 알파과립의 성장인자는 6시간 안에 전부 몸에 분비되는데, 5~10년 동안 고생했던 관절염에 이런 성장인자를 6시간 동안 왕창 집어넣는다고 해서 정상 연골로 돌아가는 것을 기대하기는 어렵기 때문입니다.

또 다른 이유로는 PRP 성분이 하나가 아니라 수십 개의 성장인자로 이루어져 있다는 점에 있습니다. 이 중에는 재생에 도움이 되는 성분도 있지만 도움이 되지 않는 정반대의 성분들도 있습니다. 따라서 정확하게 어느 정도의 양을 투입해야 하고 치료 시기로 언제가 적절한지 등의 복합적인 문제가 야기되었고, 결국 여러 가지 한계로 인해 연구는 많이 진행되지 못했습니다. 이런 이유 때문에 현재 보건복지부의 고시로 PRP는 관절염 치료에 사용하지 않고 있습니다.

관절염 치료 3단계

1. 말기 관절염 치료 전략 대원칙

관절염 치료 전략에는 아주 상반된 두 가지 원칙이 있습니다. 첫 번째 원칙은 '어지간하면 병원에 가지 말고 스스로 운동하면서 내 몸은 내가 지키자'이고, 두 번째 원칙은 '고칠 수 있는 병은 키우지 말고 조기에 치료해서 더 진행되지 않도록 노력하자'입니다. 첫 번째 원칙은 독하게 노력해서 되도록 수술하지 말자는 이야기고, 두 번째 원칙은 수술할 것 같으면 빨리 서두르자는 이야기입니다. 이 두 가지가 서로 대치되는 이야기 같지만 실제로 잘 따져보면 그렇지 않습니다.

관절염이 말기에 접어들면 이미 관절 간격이 좁아져 있어서 생활습관을 개선하고 체중을 빼는 정도로는 병의 경과를 막을 수 없습니다. 이때 인공관절을 고려하게 되는데, 나이가 고작 40대 중반에서 50대에 불과하다면 인공관절은 상당히 부담되는 이야기입니다. 인공관절이 아무리 발달했다 하더라도 기계의 수명은 엄연히 존재합니다. 설령 수술이 성공적이라고 할지라도 스포츠 활동이나 일상의 다양한 활동들에 상당한 제약이 생긴다는 점도 염두에 두어야 합니다.

이런 이유로 인공관절의 시기를 70대 중반으로 미루고, 상당 기간을 자신의 관절을 가지고 살 수 있게 하는 '자기관절보존술

(Knee Joint Preservation Surgery)'을 하게 됩니다. 물론 자신의 관절을 살리는 수술은 쉽지 않습니다. 연골이 국소적으로 망가지면 연골재생술을 할 수도 있고, 반월상연골이 찢어지면 도려내거나 꿰맬 수 있으며, 휜 다리가 생기면 교정할 수 있지만, 병이 어느 정도 진행된 중년의 환자들에게는 치료 결과에 여러 가지 요소가 복합적으로 나쁜 영향을 미치게 되어 단일 수술만으로는 그 결과를 보장하기 어렵습니다.

그래서 적어도 2~3개의 치료법을 병행하면서 자신의 관절을 좀 더 오랫동안 가지고 살 수 있는 치료 전략을 세우게 됩니다.

2. 말기 관절염 치료 전략의 3요소

말기 관절염 치료 전략을 세울 때 중요한 3요소는 다리의 정렬(휜 다리 교정), 반월상연골의 복원, 그리고 관절연골의 재생입니다. 저는 이 세 가지 중에서 다리의 정렬이 가장 중요하며, 다음이 반월상연골 기능의 복원, 마지막으로 관절연골의 재생 순서라고 생각합니다. 즉 뼈에서 잘린 부분을 다시 뼈에 심어주는 봉합 수술, 복잡하게 잘린 반월상연골을 기능하는 가장자리만이라도 복원시키는 수술, 아탈구가 일어난 반월상연골을 다시 제자리로 밀어 넣어서 기능할 수 있게 해주는 등의 수술이 비용 대비 효과 면에서 우수한 것입니다.

관절연골은 줄기세포를 이용한 치료가 원칙이 되지만, 여러 가지 복합적인 수술에 줄기세포의 기법을 더했을 때 어느 정도의 부가적인 이득을 얻을 수 있을지에 대해서는 아직 정확하게 검토되지 않았습니다. 휜 다리와 반월상연골의 치료를 효율적으로 할 경우 관절염 환자들의 결과가 좋다는 보고가 많기 때문에 관절연골의 재생까지 도모하는 치료는 더욱 신중하게 선택해야 한다고 생각합니다. 그 장단점이나 비용에 대한 문제들을 주치의와 잘 상의해볼 필요가 있습니다.

① 근위경골교정절골술

그렇다면 휜 다리를 교정하는 것이 가장 중요한 이유는 무엇일까요? 한국인들에게서 발생하는 관절염의 95% 정도가 안쪽에 관절염이 생기고 다리가 O 다리처럼 안으로 휘는 양상을 보입니다. 정상적인 일자 다리 상태에서는 체중이 안쪽으로 60%, 바깥쪽으로 40% 가는데, 다리가 휘면 80% 이상의 하중이 안쪽에 몰리게 됩니다. 가뜩이나 병이 안쪽에 있는데 정상적인 하중보다 훨씬 더 많은 하중이 안쪽으로 몰리게 되면서 관절염이 더욱 악화되는 문제가 발생합니다.

이러한 문제들을 방치할 경우 관절염의 진행 속도가 더욱 빨라질 수 있으니 휜 다리를 교정해서 안쪽으로 쏠리는 하중을 바깥쪽으로도 보내 고통을 분담하는 것입니다. 바깥쪽은 멀쩡한데 힘을 쓸 수 없으니 다리의 모양을 일자로 잘 펴서 체중을 골

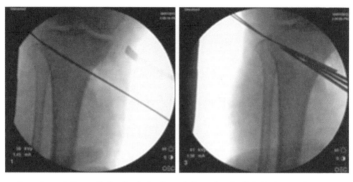

그림 6-4. 근위경골교정절골술 과정. 왼쪽 사진은 절골할 방향과 각도를 잡기 위해서 수술 중에 엑스레이를 보며 정확한 위치에 안내핀(guide pin)을 삽입한 상태이다. 오른쪽 사진은 안내핀을 기준으로 설골한 뒤 사이의 공간을 벌리기 위해 끌 3개를 삽입한 모습이다.

고루 분산하면 관절염이 어느 정도 좋아지는 양상을 보입니다.

이런 휜 다리 교정은 수술 방법이 그렇게 어렵지 않습니다. 비록 뼈를 자르지만 전체 근위 경골 부위의 80% 정도에 금이 가게 하고, 이를 기술적으로 벌려서 O 다리를 정상 다리 또는 약간 바깥장 다리가 되도록 조정한 후 튼튼한 금속으로 고정합니다. 휜 다리 교정을 하면 6주 동안 목발을 짚게 되지만, 2~3주 안에 거의 전 체중 부하가 가능하다는 이점이 있습니다.

이렇게 나무가 아닌 숲을 고쳐놓는 전략을 잘 세우면 관절 안에서 외과적으로 고칠 수 있는 부가적 문제가 어떤 것이 있는지 따져볼 수 있는 여유가 생깁니다. MRI 검사를 통해 반월상연골이 손상되어 부착부에서 잘린 게 보인다면 다시 뼈에 심어서

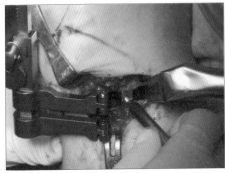
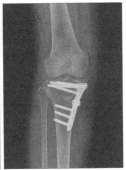

그림 6-5. 근위 경골 절골을 한 후 사이의 공간을 벌리기 위해서 쐐기 모양의 도구를 삽입하는 과정(왼쪽)과 수술 이후 촬영한 엑스레이 사진(오른쪽)

붙일 수 있고, 국소적으로 연골이 망가졌다면 연골을 손보는 등의 치료를 할 것입니다.

관절연골이 이미 많이 망가진 상태라면 부가적인 관절연골재생술의 효과가 떨어지고 환자에게 통증과 염증만 더 오래 겪게 할 수 있어서 시행하지 않고 있지만, 관절연골 결손이 일부에 국한되어 부가적인 연골재생술을 하는 게 효율적인 경우에는 연골재생술까지 자기관절연골보존술에 포함됩니다. 단, 이러한 연골재생술을 하게 되면 수술 후 목발을 짚는 시기가 3개월로 좀 더 길어지기 때문에 장단점을 잘 고려해야 합니다.

② 인공관절치환술

인공관절치환술은 손상된 대퇴골과 경골 및 슬개골의 관절

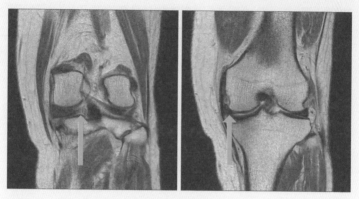

그림 6-6. 손상된 반월상연골 부착부의 MRI 사진. 연골의 뿌리인 부착부 부분이 파열되어(왼쪽) 연골판이 밖으로 밀려난 모습(오른쪽)이 보인다.

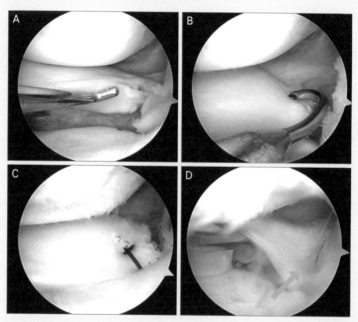

그림 6-7. 손상된 반월상연골 부착부 봉합술 장면(A~C)과 수술 후 1년이 지나 반월상연골 부착부 손상이 치유된 모습(D)

면을 인공관절로 교체하는 수술입니다. 통증을 일으키는 관절의 원인을 없애고, 동시에 휜 다리 교정 등으로 다리 정렬을 바르게 해주기 때문에 환자 만족도가 높은 수술입니다.

인공관절치환술이 비교적 큰 수술인 것은 맞지만, 알려진 정도의 대수술은 아닙니다. 흔히 '인공관절'이라고 하면 마치 로봇처럼 관절 전부를 교체해버리는 것으로 생각하기 쉽지만, 실제로는 손상된 관절연골 부위만 6~8mm 정도로 얇게 자르고 그곳에 기계를 덧씌우는 방식입니다. 치과 치료로 비유하자면 임플란트보다는 금니를 씌우는 크라운과 같은 개념의 수술이지요.

인공관절치환술로 인해 500~600cc 정도의 출혈이 있는 것으로 알려졌기에 수술 전 준비를 잘해야 합니다. 피검사나 요검사, 기저 질환에 대한 평가를 통해 환자의 전반적인 상태를 면밀하게 파악하는 것이 중요합니다. 수술 전 혈색소가 낮거나, 출혈의 위험이 큰 환자들의 경우는 특히 사전 준비를 잘해야 합니다. 여러 가지 방법이 있겠으나 수술 2~3주 전에 미리 철분 주사를 맞거나, 수술 전후 수혈을 하는 것이 가장 통상적으로 활용되는 방법입니다.

통증 지수로 보면 인공관절치환술은 굉장히 아픈 수술에 속합니다. 예컨대 '아기를 낳을 때의 통증이거나 그보다 조금 더 아플 수 있다'고 알려졌습니다. 가장 아픈 통증을 수치로 10이라고 하면 적어도 7~8 정도의 통증을 수반하는 수술입니다. 하지

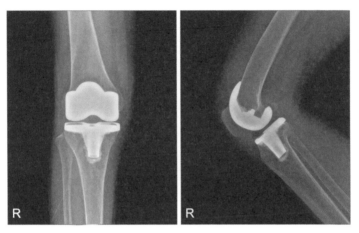

그림 6-8. 인공관절치환술을 한 환자의 엑스레이 사진

만 최근에는 수술 후 다리에 지혈대도 감을 수 있고, 통증 정도
에 따라 다양한 계통의 진통제를 동시에 사용할 수 있으며, 환자
가 버튼을 직접 눌러가면서 통증을 완화할 수 있는 등, 과거와
다르게 수술 후 수반되는 통증이 상당히 개선되어 만족도가 높
아졌습니다. 우리나라에서 인공관절치환술 시행이 매년 가파르
게 늘고 있는 이유도 기구의 발전보다는 수술 후 통증의 현저한
감소, 그리고 빠른 재활을 통해 일상생활로의 조기 복귀가 가능
해진 덕분이라고 생각합니다. 실제로 재활 부분이 상당히 개선
되어 수술 후 이틀부터는 피 주머니를 제거하고, 2~3일 안으로
관절을 천천히 움직일 수 있습니다. 일주일이 지나면 개인에 따
라 약간의 부축을 받거나 부축 없이도 걸을 수 있습니다.

그렇다면 인공관절치환술의 수명은 어느 정도나 될까요? 과거에는 인공관절의 수명이 10년 정도 된다고 알려졌는데, 이는 초창기 고관절 수술의 여파로 인해 잘못 알려진 것입니다. 최근의 연구 결과를 보면 인공관절의 수명은 80% 이상이 20년 정도인 것으로 보고되었으니, 수술을 잘하면 20년 정도 사용할 것을 기대할 수 있습니다. 물론 이는 평균 수명이기 때문에 조기 관리에 실패하는 경우 3~4년도 못 버티고 망가질 수도 있고, 반대로 조기 관리가 굉장히 잘되어 30년 이상을 거뜬히 사용하시는 분들도 있습니다.

100세 시대를 맞이한 한국인들은 언제 인공관절치환술을 하는 것이 좋을까요? 국가적으로는 꽤 오래전에 이런 지침을 냈습니다. 바로 관절염이 상당히 진행된 65세 이상의 환자에게 인공관절을 적용하자는 것입니다. 저는 임상적으로 볼 때 70대 중반 정도에 하시는 게 가장 좋다고 생각합니다. 그러면 100세 시대를 맞이해도 수술에 대한 위험 부담이 아무래도 적어지기 때문입니다.

의외로 인공관절치환술을 죽어도 안 하겠다는 환자분들이 있습니다. 후유증에 대한 잘못된 상식을 가진 경우가 대부분입니다. '수술 후 다리가 마비되었다', '출혈이 심해서 잘못되었다', '수술 후 무릎이 더 안 좋아져서 쓸 수 없게 되었다'는 식의 이야기들이 근거 없이 많이 알려졌기 때문이죠. 정말로 이 이야기들처럼 인공관절치환술의 결과가 나쁘다면 우리나라에서 이 수술의 시행 횟수는 점차 줄어들 것입니다.

실제로 제가 전문의로서 무릎 수술을 시작했던 1990년대에는 인공관절치환술의 결과가 별로 좋지 않아서 그런 소문이 퍼졌고, 한동안 수술이 줄어들었던 시기가 있었습니다. 그러나 그건 벌써 20년도 전의 일입니다. 최근에는 치료 성적이 좋아지면서 매년 수술이 50% 이상 늘어나고 있습니다. 정부에서도 너무도 빠르게 증가하는 수술의 수요를 효율적으로 줄이는 것이 오히려 큰일이 되었습니다. 무턱대고 나쁜 선입견과 거부감을 갖기보다는 주치의를 만나서 잘 상의해보시기를 권유합니다.

무릎인공관절치환술을 창시한 미국의 존 인솔(John Insall) 박사는 연구를 통해 '아주 심각한 후유증과 합병증이 동반되는 경우는 약 1%이며, 수술하다가 정말 잘못되어 다리가 마비되거나 사망하는 경우는 약 0.2~0.3% 발생했다'는 보고를 했습니다.[*] 이 보고의 통계는 지금으로부터 30년도 더 전인 1980년대 것입니다. 존 인솔 박사가 전성기 때 솔직하게 했던 보고가 그 정도였기 때문에 지금은 치료 성적이 그보다 훨씬 좋아졌다고 말할 수 있습니다.

---

[*] Scott WN. *Insall & Scott Surgery of the Knee*. Elsevier. 2017.

그렇다면 인공관절을 왜 할까요? 제가 인공관절치환술의 시행 시기를 '80세는 넘기지 말고 적어도 70세는 넘겼으면 좋겠다'고 말씀드린 이유는 기대 수명은 많이 연장되었지만 건강 수명과의 격차가 10년에 달하는 현실 때문입니다. 인공관절을 하는 이들 대부분이 적어도 3개 이상의 질병을 가지고 있습니다. 고혈압, 당뇨, 고지혈증, 비만, 뇌졸중, 치매 등…. 이런 만성병 중에서 적어도 3개 이상의 질환을 앓고 있는데 무릎 통증까지 심하게 느끼면 일상이 무척 힘들어집니다. 약은 약대로 끊지 못하고, 통증으로 인해 활동이 줄어들어 체중도 증가할 뿐만 아니라, 내 몸의 만성병을 관리할 수 있는 운동을 하지 못하게 되어 상태는 점차 악화합니다. 결국 이로 인해 수명이 연장되어도 삶의 질은 뚝 떨어지는 악순환의 고리에 빠지게 됩니다.

이럴 때 적어도 수술을 해서 무릎 통증을 줄이고, 남의 부축 없이 생활하면서 운동을 통한 건강 관리도 할 수 있게 된다면 어떨까요? 자신의 몸과 만성병을 스스로 관리하는 요령을 잘 터득하면 더욱 행복한 노년을 보낼 수 있을 것입니다. 여러 만성병을 잘 다스리기 위해서 인공관절치환술이 꼭 필요한 분들께는 과감하게 권해드려야 하겠다고 생각하는 이유입니다.

Chapter 7

관절염 치료,
운동이 약이다

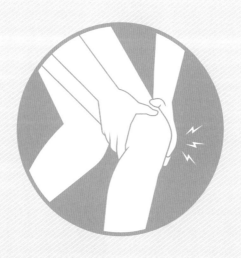

'운동이 약이다'라는 말은 무릎관절염 치료에서 가장 많이 연구된 과학적 근거 증 하나입니다. 문제는 '어떻게 운동해야 하는가?'입니다. 자신의 만성질환을 스스로 고친다는 것은 쉽지 않은 일입니다. 그러나 만성 무릎관절 질환을 이겨나가기 위해서는 무엇보다 환자 자신의 노력이 중요합니다. 관절염은 일종의 생활습관병입니다. 이를 개선하고자 하는 운동치료는 겉보기에는 쉬워 보여도 그 효과를 제대로 보려면 오래된 자신의 생활습관을 바꿀 수 있도록 '독하게' 치료에 임해야 합니다. 이번 챕터에서는 내 몸에 약이 되는 운동을 계획하고 실행하는 기본적인 방법을 알아본 후, 이 방법을 기반으로 관절염의 운동치료 방법을 소개하겠습니다.

내 몸에 맞는
운동법

무릎 통증 관리를 시작할 때는 초기 3개월이 승부처다. 첫 3개월을 잘 보내서
운동의 순기능을 이해하고 자신감을 갖게 되면 이후에는 병원 이용을
점차 줄이면서 앞무릎 통증이나 관절염을 잘 관리할 수 있게 된다.

'운동이 약이다'

2007년 미국스포츠의학회에서 '운동이 약이다(Exercise is Medicine, 이하 EIM)'라는 캠페인을 시작했습니다. 이는 건강과 만성질환에 미치는 운동의 긍정적인 효과를 평가한 의학적 근거를 기반으로 한 캠페인입니다. 이 캠페인의 창시자 로버트 버틀러(Robert N. Butler) 박사는 "만약 운동을 알약으로 만들 수 있다면, 이 약은 전 세계에서 가장 많이 팔리면서도 부작용이 없는 약이 될 것"이라는 말을 했습니다. 여러 만성질환에 도움이 되도록

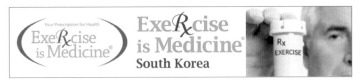

그림 7-1. (왼쪽) EIM International 로고 (가운데) EIM Korea 로고 (오른쪽) 로버트 버틀러 박사 사진

잘 고안된 운동은 부작용 없이 환자가 스스로의 병을 관리할 수 있도록 도와주는 가장 중요한 치료제이기 때문입니다.

미국스포츠의학회의 이 공익적인 캠페인은 이후 국제적인 반향을 얻으면서 세계 각국에 EIM 국제 지부가 운영되기 시작했습니다. EIM은 그동안 연구하고 개발한 많은 프로그램을 여러 나라와 공유하면서 전 세계의 환자들에게 '내 몸에 약이 되는 운동'을 알리고 보급하는 활동을 하고 있습니다. 우리나라 역시 2018년부터 국제 EIM 활동에 동참하여 2019년에는 EIM 한국 지부를 인정받아 본격적인 활동을 준비하고 있습니다.

2009년 세계보건기구(WHO)에서는 운동하지 않는 것 자체를 질병으로 규정하고, 사망에 이르는 네 번째로 위험한 요인으로 발표했습니다.[*] 실제로 2013년 '미국의 15대 주요 사망 요인' 중

---

[*] 1위 고혈압, 2위 흡연, 3위 고혈당, 4위 운동 부족, 5위 과체중 및 비만, 6위 고지질혈증 등.

에서 무려 7개의 원인이 운동 부족과 관련이 있었습니다. 이 중에서 고혈압(1위), 암(2위), 뇌졸중을 포함한 심혈관계 질환(4위), 당뇨(7위), 본태성 혈압 및 신장 질환(13위) 등은 운동 부족과 밀접한 관련이 있는 질환이며, 치매(6위)와 파킨슨씨병(14위)은 중등도의 관련성을 지닌 것으로 발표한 바 있습니다.

한국도 선진국 대열에 진입하면서 주요 사망 요인이 점점 미국과 유사한 양상을 보이는 추세입니다. 또한 2017년 고령사회에 들어서면서 이제는 각종 만성질환을 관리하면서 장수를 누려야 하는 시대가 왔습니다. 따라서 내 몸에 약이 되는 운동을 꾸준히 하면서 만성질환을 관리하는 일의 중요성은 아무리 강조해도 지나치지 않게 되었습니다.

약이 되는 운동, 어떻게 시작할까?

한국 사회는 서구와 비교해서 평소에 운동을 잘 하지 않는 문화를 가지고 있습니다. 특히 만성질환과 무릎 통증이 있으면 이를 극복하고 바로 잡기 위해 운동을 시작해야 하는데 아무래도 처음에는 쉽지 않습니다. 그러나 이제부터 소개할 몇 가지 조언에 따라 운동을 시작한다면 이내 몸의 변화를 통해 운동의 효능을 이해할 수 있을 것입니다.

1. 운동에 적응할 시간을 갖자

처음부터 힘든 운동을 하면 통증을 느끼게 되고, 목표에 대한 좌절감이 생겨서 쉽게 운동을 포기하게 됩니다. 다행히 많은 연구를 통해 밝혀지기를, 연속으로 30분을 운동하는 것과 5분씩 나눠서 6번을 하는 것을 장기간(3개월 이상) 비교해보면 큰 차이가 없다고 합니다. 또한 5km를 30분 동안 뛰는 것과 1시간 동안 걷는 것도 장기적인 관점에서는 총 운동량에서 큰 차이가 없습니다.

그러니 처음에는 5분 운동으로 시작하시길 권유합니다. 식사 후에 5분씩 나누어 3~5회 정도 가볍게 운동합니다. 강도는 스스로 감당할 만큼의 저강도로 시작하되, 적응되면 약간 숨이 차는 정도(운동했다는 느낌이 드는 정도)로 운동 강도를 점진적으로 올리는 것이 좋습니다.

2. 실현 가능한 목표를 세우자

어떻게 하면 운동을 포기하지 않고 지속할 수 있을까요? 운동 목표를 달성했을 때 스스로에게 보상을 해주는 것도 좋은 방법입니다. 멋진 외출복이나, 좋은 운동화를 자신에게 상으로 주면 운동에 더욱 재미를 붙이는 계기가 될 수 있습니다.

또한 건강한 사람들이 운동할 때 가끔 스포츠센터를 찾아 개인 트레이닝(Personal Training, PT)을 받으면서 목표를 조율하듯이, 무릎 질환이 있는 분들도 의사나 운동 전문가들에게 점검을 받아가며 목표를 재검토하고 달성해간다면 조금 더 자신 있게 스스로를 관리할 수 있을 것입니다. 이러한 운동치료 방법을 미국에서는 '자가 기반 지도 운동(Home Based Controlled Exercise)'이라고 합니다. 운동 전문가에게 점검받고 목표를 재설정하면서 지속적인 동기 부여와 자신감을 부여받을 수 있는 방법입니다.

3. 매일 운동 숙제를 하자

앞서 운동을 여러 번 나눠서 하거나 강도를 조절하더라도 총 운동량에서는 큰 차이가 없다고 말씀드렸습니다. 결국 관절염이나 앞무릎 통증과 같은 만성질환을 이겨내기 위해서는 하루 날을 잡아 강도 높은 운동을 집중적으로 하기보다, 매일 해야 할 할당량을 정해두고 생활 속에서 숙제하듯이 꾸준하게 운동을 실천하는 것이 좋습니다.

예를 들어 운동 프로그램을 하루에 만 보 걷기, 20층 계단 올라가기, 스쿼트 100번 하기 등으로 짰다고 가정하겠습니다. 아침 식사 후 시간이 나면 걷고 계단도 오르면서 오전 중에 숙제를 거의 마칠 수도 있겠지요. 반면 어떤 날에는 바쁜 하루를 보내느라 낮 동안 운동이 부족했을 수 있습니다. 그럴 때는 저녁 식사 후에 천천히 숙제를 다 마치면 됩니다.

이렇게 숙제하듯이 운동을 꾸준히 하면 일상생활에서 운동을 생활화하는 데 도움이 되고, 스스로 목표를 달성해가면서 자신감도 높일 수 있습니다. 그래서 저는 만나는 모든 관절염 환자분들에게 이 운동 숙제 습관을 들일 것을 강조하고 있습니다.

어떤 운동을 해야 할까?

지금까지 운동의 중요성에 관해 말씀드렸습니다. 그렇다면 만성적 무릎 통증이 있는 분들은 정확히 어떤 운동을 해야 할까요?

음식물을 섭취할 때는 3대 영양소(탄수화물, 단백질, 지방)와 함께 비타민, 무기질 등을 골고루 섭취해야 하지요. 마찬가지로 운동에도 3대 영양소가 있습니다. 바로 '유연성 운동, 유산소 운동, 근력 운동'입니다. 이번에는 이 운동의 3요소에 대해 살펴보겠습니다.

1. 유연성 운동

유연성 운동은 일반적으로 스트레칭 운동과 관절 가동 범위 운동을 겸합니다. 관절염이나 만성적 무릎 통증을 느끼는 분들은 관절에 통증과 부종이 있을 수 있고, 이로 인해 항상 뻣뻣한

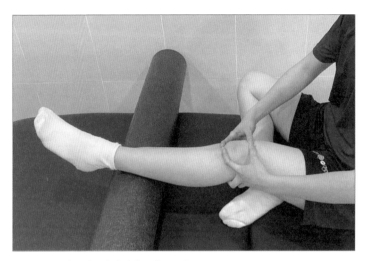

그림 7-2. 슬개골 가동화 마사지를 하는 모습

느낌을 받을 수 있습니다. 그러므로 운동을 시작하기 전에 관절을 천천히 움직이면서 가동성을 높이는 운동을 먼저 해줘야 합니다.

앞무릎에 무언가 걸리면서 뻣뻣하게 잡는 느낌이 든다면 뚜껑뼈인 슬개골을 움직여주는 슬개골 가동화 마사지를 해야 합니다. 발목에 베개를 받치고 다리를 펴는 스트레칭을 겸하는 운동부터 시작해 서서히 무릎을 구부리는 운동입니다. 앞무릎이 아주 뻣뻣한 경우에는 수건을 이용한 관절 가동 범위 운동을 하거나, CPM 기계를 이용한 운동 등을 할 수 있습니다.

2. 유산소 운동

유산소 운동으로는 걷기, 뛰기, 자전거 타기, 물속에서 걷기 등이 있습니다. 유산소 운동은 심폐 기능을 튼튼하게 해주고 칼로리 소비를 증가시켜 체중 조절에 도움이 됩니다.

이 중에서 가장 쉽고도 중요한 운동이 '걷기'입니다. 관절염이 어느 정도 진행되었더라도 걷기 운동으로 인해 관절염이 악화되진 않는다는 연구 결과가 다수 발표되었습니다. 정상적인 걷기야말로 근력 강화, 심폐 지구력 강화에 가장 기본이 되므로 유산소 운동 중에서 가장 중요하다고 할 수 있습니다. 걷기 운동을 할 때는 팔을 앞뒤로 흔들고, 무릎관절을 60도 이상 구부리며, 다리를 많이 들어 올릴수록 좋습니다.

관절염이 진행된 환자분들의 걸음걸이를 보면 무릎을 거의 구부리지 않고 뒤뚱뒤뚱 걷는 경우가 많습니다. 우리나라 관절염 환자의 자조회 이름이 '펭귄회'인 것을 보면 이런 걸음걸이는 관절염 환자들에게서 꽤 많이 관찰되는 것 같습니다. 이러한 걸음걸이 습관은 무릎관절을 뻣뻣하게 만들 뿐만 아니라, 체중 부담이 무릎관절에서 흡수되지 못하고 허리 통증까지 유발할 수 있어 주의가 필요합니다. 거울 앞에 서서 걷는 자세를 확인해보세요. 팔을 교차로 높이 들고 무릎관절을 60도 이상 구부리면서 들어 올리는 바른 걸음걸이 습관을 들이시길 바랍니다.

만약 걷기 동작에서 통증을 느낀다면 자전거 타기, 물속에서 걷기 등 다른 유산소 운동으로 전환하는 것이 좋습니다. 두 운동 모두 무릎관절의 체중 부담을 줄이면서도 효과적인 유산소 운동과 근력 운동을 기대할 수 있어서 권장할 만합니다.

3. 근력 운동

무릎 통증을 줄이는 데 가장 효과적인 운동을 꼽으라면 단연 근력 운동일 것입니다. 근력 운동은 무릎관절 주변의 근육을 단련해서 무릎으로 가는 하중과 부담을 덜어주기 때문에 '고통 분담'이란 말이나 '이가 아프면 잇몸으로 버틴다'는 속담이 여기에 적용될 수 있겠네요.

허벅지 근육 앞쪽은 대퇴사두근, 뒤쪽은 햄스트링 근육으로 이루어져 있는데, 이 두 근육을 함께 단련하는 것이 안전합니다. 허벅지의 앞뒤 근육을 강화해주는 대표적인 운동이 바로 잘 알려진 스쿼트입니다. 스쿼트를 할 때는 정확한 자세가 무엇보다 중요합니다. 두 발로 서서 천천히 다리를 구부리되, 앞무릎이 엄지발가락보다 앞으로 나오지 않게 엉덩이를 뒤로 빼줍니다. 그러면 앞쪽의 대퇴사두근이 늘어나는 만큼 뒤쪽의 햄스트링 근육이 수축합니다. 결국 모든 운동 각도에서 허벅지 근육을 긴장시킬 수 있어서 무릎에 가해지는 부담이 적으면서도 효율적으로 운동할 수 있습니다. 바른 자세로 하는 스쿼트 운동은 안전할 뿐만 아니라, 별도의 운동 도구 없이도 어디에서나 할 수

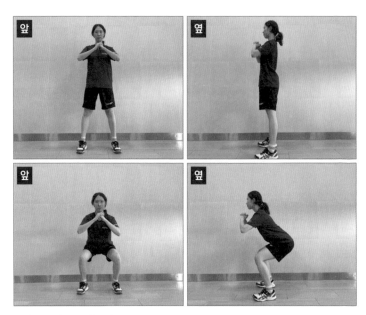

그림 7-3. 바른 스쿼트 자세

있다는 장점도 있습니다. 초기에 정확한 자세를 배워두는 것이
중요한 이유입니다.

　앞서 말했듯이 스쿼트 운동은 허벅지 앞근육(주동근)과 뒷근
육(길항근)을 동시에 늘리고 수축시키는 편심성(eccentric) 운동이
지만 개별 근육을 집중적으로 키우는 데는 한계가 있습니다. 앞
뒤와 안팎 근육을 집중적으로 키우려면 스포츠센터에서 익숙
하게 볼 수 있는 운동 기구를 이용해야 합니다. 이러한 운동은
대부분 주동근을 수축시키면서 힘을 내게 하는 것으로 구심성

(concentric) 운동이라 합니다. 이러한 구심성 운동은 개별 근육을 단련하는 데 효율적입니다. 그러나 특정한 각도마다 무릎관절에 걸리는 하중이 달라지므로 고강도 운동을 주의하지 않고 갑자기 하면 다칠 수 있으니 조심해야 합니다. 예를 들어 무릎에 저항을 걸고 굴곡 20도에서 완전히 펴는 운동(신전)을 할 때 앞무릎에 걸리는 하중은 체중의 7배나 됩니다. 너무 무거운 저항을 걸고 완전 신전을 반복해서 하면 자신이 감당할 수 있는 하중을 넘어서게 되겠죠. 자칫 슬개골 하부(슬개건)가 시작되는 부위에 염증이 생기는 슬개건염 등의 부상을 입을 수도 있습니다. 슬개건은 슬개골을 덮고 있는 힘줄로, 무릎 위의 허벅지 근육과 경골(정강이뼈)을 이어주는 역할을 합니다. 그런데 심한 운동을 하거

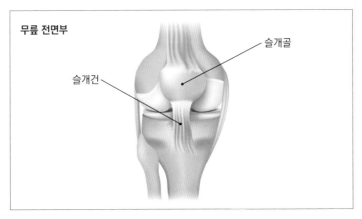

무릎 전면부

슬개골

슬개건

그림 7-4. 슬개건 모식도

나 점프, 방향 전환 등을 많이 하게 되면 이 부위에 염증이나 퇴행성 변화가 일어나 슬개건염이 발생합니다. 이러한 슬개건염의 발생을 막기 위해서는 반드시 자신의 몸에 맞는 운동 횟수와 강도를 정해서 따라야 합니다.

내 몸에 맞는 운동하기

오랫동안 무릎 통증에 시달려온 분들은 대체로 운동에 익숙하지 않습니다. 그래서 진료실에서 막연하게 "운동하세요"라는 말을 들어도 진료실을 나가는 순간 잊어버리게 되죠. '운동이 통증을 유발하지는 않을까?' 하는 걱정도 환자분들이 운동을 망설이는 이유가 되기 때문에 운동 초기에는 큰 장애 요소가 될 수 있습니다.

반대로 의욕이 너무 과해서 문제가 생기기도 합니다. 무릎 통증에 운동이 필요하다는 말을 듣고선 자신이 젊은 시절에 즐겨 했던 운동을 생각하고 그대로 실천하는 것이지요. 현재의 아픈 무릎으로는 감당할 수 없는 많은 운동량 때문에 부상을 입는 사례가 종종 있습니다.

운동이 약이 되려면 자신이 가진 질병에 적합하면서, 통증을 유발하지 않고, 스스로 감당할 수 있는 운동 프로그램을 과학적이고 체계적으로 설계하는 것이 중요합니다. 그러기 위해서는 전문가의 '운동처방'을 통해 본인이 가지고 있는 유연성, 근력, 지구력에 대한 객관적 평가를 할 수 있어야 합니다. 그 평가 결과를 바탕으로 단기·중기·장기 목표를 세운 후, 단계별 운동 프로그램을 통해 점차 발전해나갈 수 있도록 방향을 설정해야 합니다.

미국을 중심으로 하는 서구 사회에서는 의료 영역에 이러한 운동처방이 일반화되어 있습니다. 우리나라에서는 병원에서 운동처방을 받기가 아직은 쉽지 않은 실정이지만, 최근 건강운동 전문가들이 배출되면서 몇몇 스포츠의학센터에서는 서구식 운동처방을 받을 수 있게 되었습니다. 이러한 모델을 일부 소개해보겠습니다.

1. 유연성 운동

많은 분들이 운동할 때 근력 운동만을 중요시하곤 합니다. 그러다 보니 바쁜 일상 중에 짬을 내서 운동해야 할 때는 준비 운동 없이 근력 운동을 반복한 후 다시 일상으로 돌아가곤 합니다. 하지만 이런 운동법은 약보다 독이 될 수 있으므로 주의해야 합니다.

전체 운동 시간의 3분의 1은 준비 및 정리 운동 시간으로 잡는 것이 좋습니다. 이러한 운동이 '유연성 운동'에 속합니다. 유연성 운동으로는 운동 전에 하는 동적 스트레칭, 그리고 운동 후에 하는 정적 스트레칭이 있습니다.

먼저 '동적 스트레칭'은 주로 걷거나 가볍게 뛰면서 팔다리를 번쩍번쩍 들어 올리는 운동을 말합니다. 축구나 여타 종목의 선수들이 시합을 앞두고 경기장에 나와서 크게 몸을 푸는 모습을 볼 수 있는데, 이런 운동이 동적 스트레칭입니다. 동적 스트레칭을 통해 준비 운동을 해주면 관절의 가동 범위가 넓어지고, 체온이 적당히 높아져서 비로소 근육이 운동할 준비가 됩니다. 10분 이내로 동적 스트레칭을 하면서 준비 운동을 마치면 다음 단계인 유산소 및 근력 운동으로 넘어갈 수 있습니다.

운동을 마친 후에는 '정적 스트레칭'으로 마무리합니다. 요가나 체조 동작에서 흔히 보듯이 팔다리 관절을 늘리면서 호흡을 고르는 동작이 정적 스트레칭입니다. 호흡과 함께 스트레칭을 하면 운동 과정 중에 누적된 젖산 등의 노폐물이 제거되고, 혈액 순환이 증진되며, 자칫 운동 후 굳을 수 있는 관절을 유연하게 풀어줘서 피로를 예방해줍니다.

2. 유산소 운동

동적 스트레칭으로 준비 운동을 한 이후에는 걷거나 뛰는 '유산소 운동'으로 넘어갑니다. 유산소 운동은 그 자체로 심폐 지구력을 향상하고, 칼로리를 소모시켜 체중 조절에 도움이 되며, 일부 근력의 강화 효과도 있어서 중요한 운동입니다.

유산소 운동을 어느 정도의 강도로 해야 하는지에 대한 기준은 명확히 나누기 어렵지만, 그 강도를 '경도-중등도-고강도'로 나눈다면 '중등도' 정도의 운동을 권장합니다. 바쁜 현대인들은 일부러 시간을 내서 운동해야 하는데, 만약 운동 강도가 너무 약해서 효과가 작다면 효율적이지 못하며, 반면 운동 강도가 너무 강해서 이후에 다시 운동할 엄두가 나지 않는다면 지속하기 어렵겠지요.

그렇다면 중등도 운동은 어느 정도의 강도를 말할까요? 강도를 확인할 때는 '운동 중 옆 사람과 이야기를 나눌 수 있는가?'와 '노래를 부를 수 있는가?' 등의 질문이 유용한 기준이 됩니다. 중등도의 유산소 운동은 옆 사람과 대화는 나눌 수 있으나 노래를 부르기에는 숨이 가쁜 정도입니다. 예를 들어 트레드밀에서 20분 동안 걷기 운동을 할 때는 옆 사람과 대화를 나눌 수 있을 정도의 속도 및 높이면 됩니다.

스포츠센터나 병원에 방문하여 좀 더 과학적인 방법을 활용하고 싶을 때는 심장 박동수를 이용하여 나에게 맞는 운동 강도를 설정할 수 있습니다. 220에서 본인의 나이를 빼면 대략적인 최대 심장 박동수를 계산할 수 있습니다. 안전하게 중등도 강도의 운동을 할 수 있는 범위는 이 수치의 50~75%이므로, 심장 박동수를 모니터링하면서 유산소 운동을 하고자 한다면 '(220-나이)×0.5'에서 '(220-나이)×0.75'의 범위 안에서 조절하면 됩니다. 예를 들어, 관절염이 시작된 56세의 중년 환자가 운동할 때는 '(220-56)×0.5'에서 '(220-56)×0.75' 사이인 82회에서 123회의 심장 박동수가 적당합니다.

$$(220 - 본인의 나이) \times 0.5 ~\sim~ (220 - 본인의 나이) \times 0.75$$

표 7-1. 운동할 때의 적정 심장 박동수 범위

유산소 운동 프로그램을 처음 시작할 때는 목표 심장 박동수를 50% 정도로 하고, 점차 75% 정도로 높여서 유지하면 안전하게 운동할 수 있습니다.

심장 박동수를 측정하는 모니터링 장비가 없을 때는 엄지손가락 방향에 있는 손목의 요골 동맥의 박동수를 재는 방법이 있습니다. 운동을 마칠 때 자신의 맥박이 1분에 몇 번을 뛰는지 재면 대략적인 적정 심장 박동수를 가늠할 수 있습니다.

3. 근력 운동

만성적인 무릎 통증을 이겨내는 데 가장 중요한 요소가 바로 '근력 운동'입니다. 근력 운동을 할 때는 통증이 있는 쪽 무릎과 반대편 무릎, 즉 좌우 무릎의 근력이 같아지는 것을 1차 목표로 합니다.

운동 프로그램을 설정할 때는 근력 운동을 시작한 후 6개월 안에 최소한 40% 정도의 근력이 향상되는 것을 목표로 하면 됩니다. 이 정도로 근력이 향상되면 대부분의 중등도 이상의 통증이 경증으로 줄어드는 효과를 볼 수 있습니다. 근력 강화 운동은 일주일에 2~3회, 1회에 20~30분 정도가 적당합니다. 기구를 이용해 저항 운동을 하는 방법으로는 아령이나 헬스 기구를 이용하는 방법, 집에서 간편하게 세라밴드나 고무 튜브를 활용하여 운동하는 방법 등이 있습니다.

근력 강화 운동을 할 때의 '적당한 강도'는 어떻게 알 수 있을까요? 미국류마티스학회(ACR) 운동위원회에서는 한 세트당 8~12회 정도의 저항 운동을 감당할 수 있는 정도를 권고하고 있습니다. 따라서 정해진 무게를 약 12회 반복해 들어 올릴 수 있으면서, 운동 후에는 근육에 참을 만한 자극을 느끼는 정도로 설정하는 것이 좋습니다.

근력 운동을 할 때는 속으로 천천히 '하나, 둘, 셋, 넷'을 세면서 4초 정도 들어 올렸다가, 다시 4초 정도에 걸쳐 천천히 내려놓는 방식으로 합니다. 힘을 써서 들어 올릴 때는 숨을 내쉬고, 힘을 풀고 내려갈 때는 숨을 들이쉬는 것이 좋습니다. 이렇게 12회의 반복 운동을 한 세트로 합니다.

한 세트가 끝나면 2~3분 정도 쉬면서 스트레칭을 한 후, 다시

한 세트를 더 운동하여 총 두 세트를 하는 것으로 프로그램을 구성합니다. 운동이 익숙해지면서 증량하고자 할 때는 첫 세트는 이전처럼 하고, 두 번째 세트에서 증량하는 방식으로 무게를 점진적으로 올리는 것이 좋습니다.

그 외 '2시간 운동 규칙'이라는 것이 있습니다. 운동을 시작한 지 2시간이 지났는데 관절에 통증이 더 심해지면 운동 강도가 너무 과하다는 뜻입니다. 이럴 때는 운동의 강도를 줄여주는 것이 좋습니다.

자주 묻는 운동 관련 질문들

1. 운동 중 통증을 느낀다?

통증이 어디에서 오는지를 구분해야 합니다. 통증이 있지만 관절의 움직임이 부드럽거나, 붓지는 않았지만 관절 위아래에 힘줄이 붙는 부위를 눌렀을 때 통증을 느낀다면 뼈에 근육이 붙는 부위의 힘줄에 염증이 발생한 것입니다. 이럴 때는 가벼운 스트레칭을 하면서 며칠 동안 운동을 쉬고, 이후에 운동을 다시 시작할 때는 강도를 조금 낮추도록 조정해야 합니다.

만약 통증이 관절 부위에서 느껴지면서 좀 더 붓고 뻣뻣한 느낌이 있다면 운동을 통해 관절염이 악화된 것입니다. 이때는 유산소 운동 방법을 걷기나 뛰기가 아닌, 자전거 타기나 물속에서 걷는 아쿠아로빅 같은 방식으로 전환하는 것이 좋습니다. 근력 운동도 가볍게 하되, 다리를 펴면서 힘을 주어 버티는 기본적인 등척성 운동은 어떤 경우에도 안전하므로 통증이 오더라도 꾸준히 하는 것이 좋겠습니다.

2. 증상이 악화될 수 있으니 가볍게 운동해야 한다?

그렇지는 않습니다. 약이 되는 모든 운동은 기본적으로 관절 주변의 근육을 강화해주고 유연성을 높여줍니다. 따라서 주어진 짧은 시간 안에 운동의 효과를 얻기 위해서는 적절한 자극이 필요합니다. 본인이 감당할 수 있을 만큼의 기분 좋은 자극과 함께 약간의 근육통을 느끼면서, 운동 후 호흡 조절과 스트레칭이 필요한 정도의 운동 강도와 시간을 유지하는 것이 좋습니다.

3. 운동 중에 물을 마시면 안 된다?

그렇지 않습니다. 운동 중 갈증을 느끼는 이유는 수분을 공급하여 열을 식히고 혈액 순환을 유지하기 위해서입니다. 이를 참는다고 운동 효과가 높아지지 않습니다. 오히려 탈수 증상이 일어나면 체내 노폐물이 쌓이고, 그런 작용으로 운동을 지속하기 어려워집니다.

되도록 운동하기 전에 적당량의 물을 마시고, 15분마다 한

컵 정도의 물(180~200mL)을 섭취하는 것을 권장합니다. 특히 나이가 드신 분일수록 쉽게 탈수를 느낄 수 있으니 운동 중 충분한 수분 섭취가 중요합니다.

4. 운동을 위해 특별한 음식을 섭취해야 한다?

그렇지 않습니다. 젊은 사람들은 멋진 몸매를 만들기 위해서나 근육왕 대회를 준비하기 위해 단백질을 섭취하기도 합니다. 또 마라톤과 같은 고강도 유산소 운동이 필요한 대회를 준비하기 위해 여분의 칼로리 섭취를 하는 분들도 있습니다.

그러나 내 몸의 만성병을 관리하고자 약이 되는 운동을 할 때는 평소 드시는 음식을 골고루 잘 드시면 되고, 별도의 영양소나 음식물을 따로 챙길 필요는 없습니다. 다만 관절염 운동치료에서 중요한 체중 관리를 위해서는 저녁 식사를 조금 적게 드시고 평소보다 밥을 두 수저 덜어낸 후 그 양만큼 고기를 더 드시는 노력을 하기를 권하고 싶습니다.

탄수화물을 조금 줄이고 단백질을 조금 더 늘리면서 열심히 움직이시면 '3-3-3 운동'에 걸맞은 한 달 1kg 정도의 체중 감량을 할 수 있습니다. 3-3-3 운동은 3kg을 3달에 걸쳐 감량한 후, 3달 동안 몸무게를 유지하는 것을 말합니다.

5. 정확한 자세와 움직임이 중요하다?

네, 맞습니다. 운동 자세의 정확성은 아무리 강조해도 지나치지 않을 만큼 중요합니다. 관절염을 위한 운동 관리는 한 번 시작하면 평생 동안 가져가야 할 생활습관입니다. 그런데 처음 시작할 때부터 운동이 불편하거나 통증을 유발해서는 안 되겠죠. 잘못된 자세로 인해 운동 효과를 기대하기 어렵게 될 수도 있습니다. 따라서 운동을 시작하는 초기에는 될 수 있으면 운동 전문가로부터 정확한 자세를 배우기를 추천해드립니다.

스쿼트를 예로 들어보겠습니다. 정확한 자세로 이 운동을 하면 앞무릎에 하중이 가지 않고, 무게 중심이 발뒤꿈치 뒤로 형성되며, 상체만큼의 무게가 엉덩이 관절로 집중되면서 허벅지 근육이 안전하게 강화되므로 무척이나 좋은 운동입니다. 그러나 운동을 잘못 시행해서 무릎관절이 구부러지고 무게 중심이 발끝으로 쏠리면 모든 무게가 슬개-대퇴관절에 집중되면서 '그르륵' 하는 느낌도 들고 관절 통증이 더 악화됩니다.

무릎관절에 좋은 또 다른 운동으로 '레그 익스텐션'이 있습니다. 레그 익스텐션은 무게를 느끼면서 천천히 다리를 들어 올리는 운동입니다. 무릎관절이 20도 정도 굴곡에서 완전 신전까지의 마지막 신전 자세(terminal extension)가 될 때 체중의 7배 정도의 하중이 무릎에 걸리게 됩니다. 따라서 감당할 수 있는 무게보다 더 높은 저항을 설정하면 통증이 느껴지고 자칫 다치게 될 수도

있습니다. 이미 슬개건염이 있는 환자분들은 더욱 주의가 필요
하겠죠. 기구를 조정하여 무릎관절이 20도 굴곡까지만 펴지도
록 설정하거나, 저항 무게를 줄여서 스스로 감당할 수 있는 무게
로 조정해야 합니다.

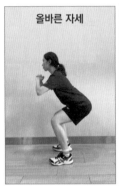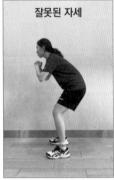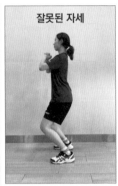

그림 7-5. (왼쪽) 올바른 스쿼트 자세 (가운데, 오른쪽) 잘못된 스쿼트 자세

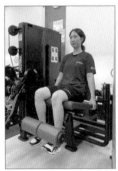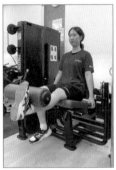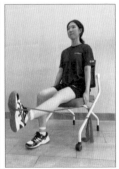

그림 7-6. (왼쪽, 가운데) 레그 익스텐션 기구를 사용한 대퇴사두근 강화 운동 (오른쪽)
세라밴드를 사용한 대퇴사두근 강화 운동

지금까지 '운동이 약이다'는 개념에 따라 내 몸에 약이 되는 운동에 대해 알아보았습니다. 저의 경험으로는 무릎 통증 때문에 병원에 와서 운동처방을 권유받는 분들은 초기 3개월이 승부처인 것 같습니다. 첫 3개월을 잘 보내서 운동의 순기능을 이해하고 자신감을 갖게 되면 이후에는 병원 이용을 점차 줄이면서 스스로 앞무릎 통증이나 관절염을 잘 관리하게 됩니다. 반면 초기 3개월 동안 이런저런 이유로 운동을 등한시하게 되면 이내 운동에 싫증을 느끼게 됩니다. 그러면서 여러 병원으로 옮겨 다니는 이른바 '병원 쇼핑'과 함께, 만성 통증이 더 악화되는 환자분을 많이 보았습니다.

　아무쪼록 이 책을 통하여 운동의 순기능을 이해하시고 내 몸에 약이 되는 운동을 꼭 찾아가시기를 바랍니다.

관절염의
운동치료 방법

계단을 오르는 것은 효율적인 중간도 운동이다.
반려견과 산책하거나 목욕을 시키는 활동, 대걸레로
청소하는 등의 집안일도 아주 좋은 운동에 속한다.

지금까지 무릎관절의 관절염이나 앞무릎통증증후군과 같은 만성질환 관리를 위한 운동치료의 개요를 소개해드렸습니다. 하루에 한 시간 정도 따로 시간을 내서 운동을 시작하고자 할 때는 앞서 다룬 운동 원리와 방법을 참고하시면 됩니다.

이번에 다룰 내용은 스스로 운동 프로그램을 짜고 관리하는 요령입니다. 중년의 나이에 찾아온 불청객, 무릎관절염을 100세까지 관리하려면 특정한 장소에서 특정한 시설을 이용하는 운동 방식으로는 꾸준히 실천하기 어렵습니다. 관리를 위한 운동은 일상생활에서 특별한 운동 도구 없이 쉽게, 생각났을 때 수

시로 실천할 수 있어야 합니다.

사실 잘 생각해보면 생활 속에서 이용할 수 있는 운동 시설은 너무도 많습니다. 단지 이러한 생활 시설들이 운동 도구로 보이지 않기 때문에 쉽게 지나칠 뿐이지요. 예를 들어 계단을 오르는 것은 아주 효율적인 중강도 운동입니다. 하루에 20층 정도를 계단으로 올라가면 근력 운동과 함께 유산소 운동을 동시에 할 수 있습니다. 집에 반려견이 있다면 함께 산책하거나 목욕을 시키는 등의 활동도 운동량으로 환산할 수 있으며, 대걸레로 집을 청소하는 일도 아주 좋은 운동에 속합니다. 이렇게 내 생활 속에서 실천할 수 있는 운동을 일과에 넣어 숙제처럼 하게 되면 아주 자연스럽게 건강을 유지할 수 있습니다.

이러한 일상생활 운동을 실천하면서도 과학적인 운동 프로그램으로 내 몸에 맞는 정확한 운동을 점차 늘려가려면 각각의 동작들을 운동량 단위로 환산할 수 있으면 좋겠죠. 운동 단위가 쉽고 간결할수록 좋겠습니다. 흔히 운동량을 먹는 양, 즉 칼로리로 환산하는 경우가 많습니다. 예를 들어 러닝머신에서 20분 정도 뛰면 63kcal, 강아지를 데리고 한 시간 정도 산책을 하면 230kcal 등으로 환산하는데, 단위가 너무 크고 하루에 실천해야 하는 운동량도 너무 커서 실천하는 데 문제점들이 있습니다.

최근에 '운동이 약이다'라는 캠페인이 확산하면서 이런 운동 단위를 좀 더 쉽게 이해하고, 쉽게 실천할 수 있는 단위로 바꾸

어 표현하는 시도가 있습니다. 지금부터 이런 시도들을 소개해
보겠습니다.

MET를 통한 신체활동도 표시

2018년 2월 세계보건기구에서는 '신체활동도'를 근육을 사용
해 에너지를 소비하는 신체의 움직임으로 정의하고, 일주일에
최소 150분 이상의 중강도 운동 또는 75분 이상의 고강도 운동
을 할 것을 권장했습니다. 이 권장량보다 부족하게 운동하는 경
우를 '운동 부족'으로 명명하고, 운동 부족을 각종 만성병의 원인
이 되어 사망에 이를 수 있는 질병으로 규정했습니다. 전체 사망
원인 중 4위에 해당하는 것이 운동 부족이라고도 경고했습니다.

신체활동도를 표현할 때는 대사당량을 뜻하는 MET 단위를
사용합니다. MET는 'Metabolic Equivalent Task'의 약자로 사
람이 아무 일을 하지 않고 가만히 있을 때(숨 쉬고, 심장 뛰고, 소화하
고, 생각하는 등) 사용하는 최소한의 에너지의 양을 뜻합니다. 이는
분당으로도 환산할 수 있고, 시간당으로도 환산할 수 있습니다.
이 책에서는 달성할 수 있는 운동량을 목표로 설정하기 위해서
시간당 에너지 소비량(MET/hr)을 사용하도록 하겠습니다.

한 시간 동안 가만히 있을 때 소비하는 에너지를 1MET라

고 할 때, 천천히 걷거나 서서 요리하는 등의 저강도 운동은 1.6~3MET 정도를 소비합니다. 조금 빠르게 걸으면서 옆 사람과 이야기를 나누는 중강도 운동은 3~5.9MET, 시속 8km 이상의 속도로 뛰거나 16km 이상의 속도로 자전거를 타는 고강도 운동은 6MET 이상을 소비합니다.

만성질환 중 암을 예방하기 위해서나, 약간 비만한 분이 관절염을 관리하기 위해 필요한 일주일 운동량은 대략 30MET입니다. 그렇다면 이 30MET의 운동 숙제를 일주일 동안 나누어 하면 되겠죠. 매일 한 시간 정도씩 조금 빠르게 5일을 걸으면 숙제를 다 하는 것이고(매일 6MET), 또는 하루에 20분 정도를 뛰고 20층 정도 계단을 오르는 중강도 운동을 4일 동안 40분씩 하면 일주일 숙제를 다 하는 것입니다.

이렇게 작은 단위로 매일 또는 일주일 운동 프로그램을 짜서 시행한다면 자기 스스로 변화를 줄 수 있고, 바쁜 일상이나 한가한 주말 등에 시간을 적절히 배분해서 운동 주기를 관리할 수도 있습니다.

우리나라에서는 보건복지부를 통하여 이러한 MET 개념을 이용한 운동량 등의 권장량이나 기준들이 보급되고 있습니다. 일부에서는 각 운동, 신체 활동에 MET 환산표를 만들어서 이를 참고하여 환자 스스로 신체 활동을 선택하여 운동할 수 있도록 참고 기준을 제시하고 있습니다.

MET를 이용한 운동 프로그램 수립

일상생활에서 운동하더라도 기본적으로 자기 자신에게 맞는 실천 가능한 운동 프로그램을 만들기 위해서는 객관적이고 과학적인 평가 과정을 거쳐서 실천할 수 있는 목표를 찾아가야 합니다. 그러기 위해서는 현재 신체활동량 평가, 현재 체력 수준 평가, 신체활동량의 목표 설정, 실천 등의 4단계의 과정을 밟아나가는 것이 좋습니다.

1. 신체활동량 평가

국제신체활동설문지(Global Physical Activity Questionnaire, GPAQ)를 이용하여 일, 장소 이동, 여가 활동 등의 질문지를 작성합니다. 질문은 일주일 동안 참여한 다양한 신체 활동 시간과 관련된 것들로, 강도에 따라 '고강도 활동'과 '중강도 활동'으로 나눠서 평가하게 됩니다. 이 질문들에 모두 답을 하면 강도를 나타내는 MET 수치와 시간을 통해 총 신체활동량을 산출할 수 있으며, 강도별 MET 수치를 적용해서 신체 활동 수준을 진단할 수 있습니다.

2. 체력 수준 평가

키와 몸무게를 이용하여 체질량 지수(BMI)를 평가하여 비만

※ 대상자 정보
 - 35세 직장인

※ 신체 활동 설문 결과
 - 일과 관련된 활동: 없음
 - 장소 이동 시 활동: 5일 20분
 - 여가 활동: 고강도 1일 20분
 - 앉아서 하는 활동: 하루 8시간

- 주당 신체활동실천량(일과 관련된 활동+장소 이동 시 활동+여가 활동)
 1) 일과 관련된 활동: 0METs
 2) 장소 이동 시 활동: 5×20×4=400METs/w
 3) 여가 활동: 1×20×8=160METs/w
 4) 1)+2)+3)=560METs/w

- 위 대상의 신체활동실천량은 권고 기준인 600METs/w에 미치지 못하므로, 신체 활동이 부족한 성인으로 판정한다.

- 또한 하루 평균 8시간씩 좌식으로 생활하고 있어 시급한 조치가 필요한 것으로 판정한다.

표 7-2. GPAQ 설문평가 예시

도를 측정하고, 관절염이 있는 환자를 위한 노인체력 검사를 통해 체력 수준을 평가합니다. 기타 근력 검사, 자세 안전성 검사, 유연성 검사 등을 시행하여 실천 가능한 운동 종류와 양, 강도 등을 결정합니다.

3. 신체활동량의 목표 설정

비만도, 근력, 체력 등을 종합하여 운동량을 결정해야 하며

구분	요인	측정 항목 및 방법	
체격	길이	– 신장: 0.1cm 단위 측정	
	무게	– 체중: 0.1kg 단위 측정	
	신체질량지수	– 체중(kg)/신장(m²)	
		– 신체질량지수: 체중(kg)/신장(m²)	
	신체 구성	– 허리둘레(0.1cm 단위) – 체질량 지수(0.1% 단위)	
체력	근력	– 악력(0.1kg 단위)	쓰는 손(D), 안 쓰는 손(ND) 모두 측정
	근지구력	– 의자에서 일어섰다 앉기(회/30초)	
	평형성	– 3m 표적 돌아오기(0.01초 단위)	
	유연성	– 앉아윗몸앞으로굽히기(0.1cm 단위)	
	심폐지구력	– 6분 걷기(m 단위)	

표 7-3. 65세 이상 노인 연령층의 체력 측정 항목 [출처: 한국스포츠개발원. 〈2017 국민체력실태조사〉. 문화체육관광부. 2017.]

통상적으로 최소한의 일주 운동량을 10MET, 만성질환을 의미 있게 예방할 수 있는 운동량을 30MET라 할 때 큰 문제가 없는 바쁜 직장인들은 20MET의 운동을 하도록 권장하며, 관절염이 중등도 정도 있어 통증을 느끼고 있는 비만한 분은 유산소 운동을 중심으로 30MET 정도, 약물이나 주사로 통증 조절이 잘되는 중등도 비만이 있는 관절염 환자는 35MET 정도의 운동량을 권장합니다.

4. 운동 실천

앞에서 살펴보았던 것처럼 운동에는 3요소가 있습니다. 바로 유연성 운동, 유산소 운동, 근력 운동이 그것이지요. 명지병원 스포츠의학센터에서는 이 3가지 운동을 골고루 섞어서 일주일에 30~35MET의 운동을 할 수 있는 프로그램을 환자분이 스스로 계획할 수 있도록 상담과 도움을 드리고 있습니다.

매일의 운동량을 수첩에 기록하고 점검하면서 주당 운동량을 환산할 수도 있습니다. 식후 약을 복용하듯이 아침 식전과 식후, 점심시간, 저녁 식전과 식후를 이용해 생활 속에서 운동하는 것이 필요합니다. 꾸준한 실천을 통해 내 몸에 약이 되는 운동을 해나간다면 이는 가장 확실한 관절염 예방법이 될 것입니다.

MET 운동 프로그램 실제 적용 사례

다음은 실제 환자의 사례입니다. 만 67세 환자는 무릎관절염이 상당히 진행되어 켈그렌-로렌스 분류법으로 오른쪽 무릎의 경우 관절염 3~4기, 왼쪽 무릎은 2~3기를 진단받았습니다. 환자는 전문가들의 도움을 받아 20분의 유연성 운동, 15분의 근력 운동, 그리고 유산소 운동의 경우 주 2일은 40분 동안 계단 오르기(A)를 하고 주 3일은 100분 동안 걷기 운동(B)을 하는 것으로

했고, 이 중강도 MET 운동을 주 5일간 하는 것으로 목표를 세웠습니다.

환자는 목표를 실천하기 위해 운동 전후 각각 30초씩 총 10분의 유연성 운동을 했고, 1회 6초 정도 걸리는 스쿼트를 매회 15분씩 100개를 채웠습니다. 유산소 운동을 위해 400계단(20층 높이)을 40분 동안 오르거나 10,600보를 100분 동안 걸었습니다. 환자는 이 프로그램을 통해 운동 습관을 들이게 되었고 그 후에도 일주일에 5회씩 꾸준히 운동하며 건강 관리를 하고 있습니다.

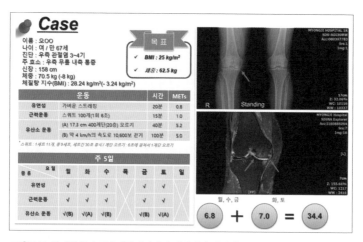

그림 7-7. 명지병원 스포츠의학센터에서 환자에게 처방한 MET 운동 프로그램

대사당량(MET)이란?

- 운동 강도를 나타내는 표시법의 하나로, 신체가 안정 상태를 유지하는 데 필요한 산소량을 의미한다.

- 휴식 중에 우리 몸은 1분당 체중 1kg에 대하여 3.5mL의 산소를 섭취한다. (1MET=3.5mL)

※ 여러 강도의 활동 중 대사당량 소비량(예시)

① 일상 활동(1.5~8.0MET)

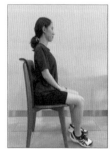
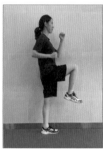
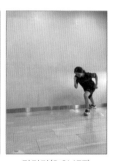

앉기(1.5MET)   걷기(3.0MET)   달리기(8.0MET)

② 가벼운 스트레칭(10분: 0.4MET / 20분: 0.8MET)

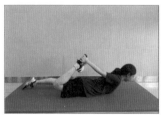
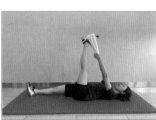

허벅지(앞)   허벅지(뒤)

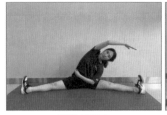
허벅지(안쪽)

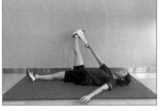
허벅지(바깥쪽)

③ 근력 운동(10분: 0.6MET / 20분: 1.2MET)

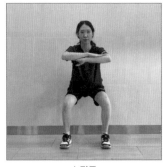
스쿼트

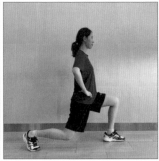
런지

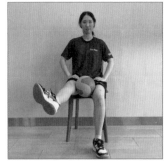
허벅지 내측광근 강화

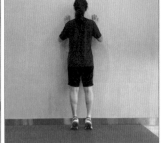
뒤꿈치 들기

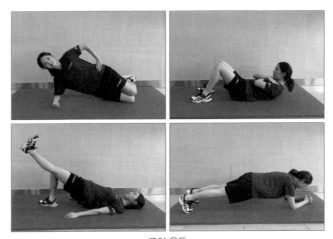

코어 운동

곁에서 작은 조언이
될 수 있기를

　드디어 이 책의 집필을 마무리했다. 마치 오래된 빚을 갚은
듯 홀가분하다.

　정형외과 전문의가 되어 무릎관절염 진료를 보게 된 지 25년
째. 언제나 할 일이 많아 바빴고 어느 순간 내 외래는 그 유명한
'1시간 대기, 1분 진료'가 되어 있었다. 항상 환자들에게 미안했
다. 오래 고생한 아픔과 사연을 다 들어드리지 못해 죄송했다.
환자들에게 해드리고 싶은 설명을 다 해드리지 못해 죄송했다.

　어찌 보면 지난 25년간 내 임상 진료는 이러한 죄송한 마음
을 어떻게든 해결해보고자 하는 노력이기도 했다. 나뿐만 아니
라 진료에 참여하는 여러 의료진과 함께 짧은 진료 시간의 한계

를 극복해보고자 했고, 그리하여 4~5개의 외래 진료실을 동시에 열어 전공의, 전임의, 전담간호사 등 여러 단계를 거쳐 환자들에게 더 깊고 자세한 설명을 하고자 노력했다.

그러던 어느 날, 나에게 치료받던 친한 지인분에게 한 조언을 들었다. 그건 "진료실에서 설명하는 내용 그대로를 책에 담아, 짧은 시간 동안 어려운 의학 지식을 들어야 하는 환자들이 스스로 설명을 이해할 수 있게 도와주면 좋겠다"라는 말이었다. 그때부터 책 집필이 내게는 큰 숙제가 되었다.

책을 내고자 결심은 했으나 언제나 시간이 부족했고, 방대한 양의 의학 지식을 한데 모아 담아낼 엄두도 나지 않았다. 그러던 중 불행인지 다행인지, 코로나19 팬데믹이 시작되어 본의 아니게 2주간 자가 격리를 하게 되었다. 짧지만 원고에 집중할 수 있는 그 시간을 놓치지 않았기에 이 책은 빛을 볼 수 있었다.

인류는 100세 시대를 맞이했다. 신은 장수의 축복과 함께 노인성 만성질환이라는 시련을 주셨다. 만성질환을 제대로 관리하고 극복하지 못한다면 질병의 노예가 되어 오래 사는 것이 긴 형벌로 바뀔 것이나, 정확히 알고 차분히 대처한다면 이 질병들은 장수의 축복을 지루하지 않게 누릴 수 있게 돕는 일종의 채찍이 될 것이다.

무릎관절염은 전체 질환 중 무려 다섯 번째로 발생률이 높은 질환이며, 매년 1조 원 이상의 의료보험비와 수천억 원에 달하는 비급여 실손보험을 지출하게 하는 중대 질환이다. 이 책에서는 '관절염을 수술해야 한다' 또는 '수술할 필요가 없다' 등 귀에 쉽게 들어오는 말은 하지 않았다. 오히려 100세 시대에 자신의 관절을 차분히 관리하는 전략을 세울 수 있도록 도움을 드리고자 했고, 그러기 위해서는 너무 쉬운 한두 개의 명제가 아닌 다양하게 접근하는 지혜가 필요하다.

따라서 이 책은 처음부터 끝까지 한 번 일독하는 인문학 서적이 아닌, 관절염을 앓고 있는 환자분들과 그 가족들이 가까이 두고 자주 펴서 궁금한 분야를 참조하는 참조서다. 무릎관절염과 같은 만성질환은 일종의 생활습관병이므로 수술 또는 비수술 등의 결정이 종착역이 될 수 없다. 무릎관절염을 관리하기 위한 '생활습관의 개선, 체중 감량, 관절 주변 근력 강화 운동'은 관절염이 악화되기 전에 우선적으로 실천해야 할 중요한 방법들이며, 수술적 치료를 선택하더라도 그 전후에 꾸준히 실천해야 할 주요 과제이기도 하다. 즉, 내가 내 몸의 주치의가 되어 스스로 관리하면서 꼭 필요할 때 의사를 이용하는 방법을 습득할 수 있다면, 이 책의 임무는 다한 것으로 생각된다.

이 책을 통해 김진구 교수의 외래에 와서 들을 수 있는 모든 이야기와 실천해야 할 모든 비수술적 치료 방법을 소개했다. 내가 모든 무릎관절 전문가를 대표할 수는 없지만, 가급적이면 나만의 독특한 방법이 아닌 무릎관절 전문가들이 학술적으로 동의할 수 있는 객관적 설명을 담아내고자 최선을 다했다. 이 책을 곁에 두고 수시로 참고하고 실천하면서 먼 곳에 있는 명의가 아닌, 내 이야기를 기꺼이 들어줄 수 있고 내 몸을 잘 아는 주치의를 가까이 둔다면 좀 더 차분하고 현명하게 무릎관절염을 관리하실 수 있을 것으로 기대한다.

아무쪼록 100세 장수 시대를 맞이하여 많은 분들이 건강하게 자신의 관절염을 관리하면서 행복한 장수의 축복을 누리시기를 기원한다.

어떤 때 수술하고 어떻게 운동할까?

무릎이 아파요

지은이 김진구

펴낸날 1판 1쇄 2020년 10월 20일
　　　　 1판 2쇄 2022년 4월 1일

대표이사 양경철 | **편집주간** 박재영
편집 배혜주 | **디자인** 박찬희
사진 명지병원 스포츠의학센터

펴낸곳 골든타임 | **발행인** 이왕준
발행처 ㈜청년의사
출판신고 제2013-000188호(2013년 6월 19일)
주소 (04074) 서울시 마포구 독막로 76-1, 4층(상수동, 한주빌딩)
전화 02-3141-9326 | **팩스** 02-703-3916
전자우편 books@docdocdoc.co.kr
홈페이지 www.docbooks.co.kr

ⓒ 김진구, 2020

ISBN 979-11-971678-0-5　03510
(CIP 제어번호: CIP2020038131)

책값은 뒤표지에 있습니다.
잘못 만들어진 책은 서점에서 바꿔드립니다.